T0128083

essentials

Essentials liefern aktuelles Wissen in konzentrierter Form. Die Essenz dessen, worauf es als „State-of-the-Art" in der gegenwärtigen Fachdiskussion oder in der Praxis ankommt. *Essentials* informieren schnell, unkompliziert und verständlich

- als Einführung in ein aktuelles Thema aus Ihrem Fachgebiet
- als Einstieg in ein für Sie noch unbekanntes Themenfeld
- als Einblick, um zum Thema mitreden zu können

Die Bücher in elektronischer und gedruckter Form bringen das Fachwissen von Springerautor*innen kompakt zur Darstellung. Sie sind besonders für die Nutzung als eBook auf Tablet-PCs, eBook-Readern und Smartphones geeignet. *Essentials* sind Wissensbausteine aus den Wirtschafts-, Sozial- und Geisteswissenschaften, aus Technik und Naturwissenschaften sowie aus Medizin, Psychologie und Gesundheitsberufen. Von renommierten Autor*innen aller Springer-Verlagsmarken.

Henrike Knacke · Eva Schäffer

Die Prodromalphase der Parkinson-Krankheit

Chancen und Risiken der frühen Diagnosestellung

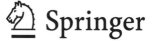

Henrike Knacke
Campus Kiel
Klinik für Neurologie
Univ.-Klinikum Schleswig-Holstein
Kiel, Deutschland

Eva Schäffer
Campus Kiel
Klinik für Neurologie
Univ.-Klinikum Schleswig-Holstein
Kiel, Deutschland

ISSN 2197-6708   ISSN 2197-6716   (electronic)
essentials
ISBN 978-3-662-68989-9   ISBN 978-3-662-68990-5   (eBook)
https://doi.org/10.1007/978-3-662-68990-5

Die Deutsche Nationalbibliothek verzeichnet diese Publikation in der Deutschen Nationalbibliografie; detaillierte bibliografische Daten sind im Internet über https://portal.dnb.de abrufbar.

Planung/Lektorat: Christine Lerche
Springer ist ein Imprint der eingetragenen Gesellschaft Springer-Verlag GmbH, DE und ist ein Teil von Springer Nature.
Die Anschrift der Gesellschaft ist: Heidelberger Platz 3, 14197 Berlin, Germany

Das Papier dieses Produkts ist recycelbar.

Was Sie in diesem *essential* finden können

- Eine Einführung in die pathophysiologischen Grundlagen und die einzelnen Phasen der Parkinson-Krankheit (PK).
- Eine Zusammenfassung der wichtigsten Risikofaktoren und Marker für die Prodromalphase der PK, inklusive einer Übersicht über mögliche Biomarker.
- Einen Einblick in die therapeutischen Möglichkeiten, insbesondere präventive nicht-medikamentöse Maßnahmen.
- Einen Leitfaden für den ethischen Umgang mit Betroffenen.
- Einige Fallbeispiele zur Bewertung von individuellen Risikofaktoren sowie zur Veranschaulichung der besonderen Herausforderungen in der Prodromalphase.

Inhaltsverzeichnis

Die prodromale Parkinsonkrankheit – eine Einführung

Die Parkinson-Krankheit (PK) gewinnt in den letzten Jahren zunehmend an Bedeutung. Insbesondere in Industrienationen sind die Fallzahlen in den letzten Jahren stärker angestiegen, als durch den demographischen Wandel zu erwarten gewesen wäre, was den Begriff der „Parkinson-Pandemie" geprägt hat (Albin & Grotewold, 2023; Dorsey et al., 2018) – Hochrechnungen gehen davon aus, dass sich die aktuell ca. 6 Mio. Fälle weltweit bis 2040 mehr als verdoppeln. Bis heute ist nicht verstanden, wie genau es zur Ausbildung der Erkrankung kommt und wodurch dieser Anstieg der Prävalenz bedingt ist. Es wird ein multifaktorielles Zusammenspiel diskutiert, bei dem Umwelteinflüsse wie Pestizide, Lebensstil- und genetische Faktoren, aber auch die Rolle des Mikrobioms berücksichtigt werden.

Dieses Essential bietet zunächst einen kurzen Überblick über die bisher bekannten pathophysiologischen Zusammenhänge der Krankheitsentstehung. Hierbei werden auch potenzielle Subtypen beziehungsweise Ausbreitungsmuster der PK besprochen. Von besonderer Relevanz für den Verlauf ist, dass sich die Krankheit bei klinischer Diagnosestellung schon weit im Körper ausgebreitet hat: bereits mehr als die Hälfte der Neurone in der Substantia nigra (SN) sind bei Diagnosestellung degeneriert. Es gibt also eine Phase, in der die Neurodegeneration schon voranschreitet, ohne dass ein klinisches Parkinsonsyndrom besteht. Der Verlauf wird aktuell in drei Phasen eingeteilt: die *präklinische Phase* (der neurodegenerative Prozess hat begonnen, ohne dass hierfür klinische Anzeichen bestehen), gefolgt von der *Prodromalphase* (erste vor allem nicht-motorische Symptome können auftreten, die jedoch nicht die Diagnosekriterien für eine klinisch manifeste Erkrankung erfüllen) und schließlich die *klinische Phase* der PK (Stern et al., 2012). Die Prodromalphase ist hierbei von besonderem Interesse, da sie der ideale Zeitpunkt wäre, um therapeutisch zu intervenieren, noch

H. Knacke und E. Schäffer, *Die Prodromalphase der Parkinson-Krankheit*, essentials, https://doi.org/10.1007/978-3-662-68990-5_1

bevor sich die Krankheit voll ausbildet. Bislang gibt es jedoch kein Medikament, das den Krankheitsfortschritt aufhalten kann. Den Betroffenen kann damit aktuell keine pharmakologische verlaufsmodifizierende Therapie angeboten werden. Trotzdem ist diese sehr frühe Phase der Erkrankung von besonderer wissenschaftlicher und auch klinischer Bedeutung: i) Betroffene können bereits in der Prodromalphase der Erkrankung relevant unter nicht-motorischen Symptomen leiden, sodass eine frühe individuelle symptomorientierte Therapie sinnvoll sein kann; ii) ein besseres Verständnis der Frühphase ermöglicht weitere Einblicke in die Pathophysiologie der PK; iii) durch Eigeninitiative und Umstellung des Lebensstils kann der Krankheitsverlauf frühzeitig positiv beeinflusst werden; iv) frühes Wissen um die Erkrankung kann die Lebensplanung beeinflussen. Allerdings muss berücksichtigt werden, dass eine Frühdiagnose ohne ein pharmakologisches Therapieangebot für Betroffene auch eine Belastung darstellen kann. Behandelnde Ärzte[1] und Wissenschaftler haben daher eine große Verantwortung im Umgang mit diesem Thema, da viele der möglichen Frühsymptome der PK unspezifisch sein und damit auch auf einen Großteil der Allgemeinbevölkerung zutreffen können. Wie identifiziert man nun also Individuen, welche sich bereits in der Prodromalphase befinden und was ist bei der Diagnosemitteilung zu beachten?

In diesem Essential sollen alle relevanten Aspekte der Prodromalphase der PK adressiert werden. Erörtert werden sowohl Risikofaktoren als auch Prodromalsymptome, wobei insbesondere der isolierten REM-Schlaf-Verhaltensstörung (isolated REM Sleep Behavior Disorder, iRBD) eine prognostische Rolle zukommt. Diskutiert werden zudem Biomarker, die bislang im klinischen Alltag noch nicht eingesetzt werden, aufgrund einer bereits jetzt in klinischen Studien dargestellten hohen Sensitivität und Spezifität in Zukunft jedoch entscheidend zur Diagnostik der PK beitragen werden. Zur Veranschaulichung wird der Text von kommentierten Fallbeispielen begleitet.

---

[1]Aus Gründen der besseren Lesbarkeit wird in diesem Text das generische Maskulinum verwendet, sämtliche Personenbezeichnungen gelten gleichermaßen für alle Geschlechter.

Pathophysiologische Grundlagen der Parkinsonkrankheit

2

Um die Prodromalphase der PK zu verstehen, ist es wichtig, zunächst ihre Ätiologie und Pathophysiologie zu betrachten. Die PK wird zu den α-Synucleinopathien gezählt. Bei dieser Gruppe neurodegenerativer Erkrankungen kommt es zur Fehlfaltung und Akkumulation des Eiweißes α-Synuclein (α-Syn), welches sich u. a. in Lewy Körperchen (bei der PK und der Lewy-Körperchen-Demenz) oder in zytoplasmatischen Einschlüssen in Oligodendrozyten (bei der Multisystematrophie) (Grossauer et al., 2023) ablagert. In den letzten Jahren wurde aufgrund der gemeinsamen pathologischen Merkmale postuliert, dass die PK und die Lewy-Körperchen-Demenz nicht als unterschiedliche Krankheitsentitäten, sondern als Teil eines gemeinsamen Krankheitsspektrums verstanden werden sollten, und gemeinsam mit der PK mit Demenz unter dem Begriff Lewy-Körperchen-Erkrankungen zusammengefasst werden können (Berg et al., 2014).

Bevor die klinische Diagnose dieser Erkrankungen gestellt werden kann, schreitet die Neurodegeneration bereits viele Jahre, meist unerkannt, voran. Von besonderer pathophysiologischer Bedeutung für die fortschreitende Zelldegeneration ist die prion-artige Ausbreitung des fehlgefalteten α-Syn: Monomere des physiologisch präsynaptisch vorkommenden Proteins interagieren und lagern sich aneinander, sodass verschiedene Aggregate entstehen können. Insbesondere parallel angeordnete Moleküle haben die Eigenschaft weitere Monomere so in ihrer Form zu beeinflussen, dass sich immer mehr α-Syn anlagert und β-Faltblatt-reiche Fibrillen entstehen, die (neuro-)toxische Eigenschaften haben (Lashuel et al., 2013; Peelaerts et al., 2018). Der Effekt, dass pathologisches α-Syn seine Fehlfaltung auf „gesunde", native Monomere überträgt und so zu einer Kettenreaktion führt, wird als „Seeding" bezeichnet (Lashuel et al., 2013) und kann als diagnostische Methode nutzbar gemacht werden (siehe 5.1). Für die Ausbreitung dieses fehlgefalteten α-Syn zwischen Nervenzellen werden verschiedene

H. Knacke und E. Schäffer, *Die Prodromalphase der Parkinson-Krankheit*, essentials, https://doi.org/10.1007/978-3-662-68990-5_2

Mechanismen angenommen, hierzu zählen unter anderem direkte Seeding-Effekte, Diffusion sowie Exo- und Endozytose (Neupane et al., 2023). Die Ausbreitung des fehlgefalteten α-Syn beginnt bereits lange vor klinischer Diagnosestellung – wobei bisher nicht geklärt werden konnte, weshalb es zur initialen Fehlfaltung des physiologisch präsynaptisch vorkommenden Proteins kommt (Uchihara & Giasson, 2016). Es wird eine multifaktorielle Genese angenommen, bei der u. a. genetische Voraussetzungen, Umweltfaktoren, das Mikrobiom, immunologische sowie neuroinflammatorische Vorgänge eine Rolle spielen können. Das Verständnis der Ausbreitung von fehlgefaltetem α-Syn wurde durch die Veröffentlichung der Braak-Stadien maßgeblich beeinflusst (Braak et al., 2003).

2.1   Braak-Stadien

Die Braak-Stadien (Braak et al., 2003) beschreiben eine stufenweise Ausbreitung der α-Syn-Pathologie im Nervensystem, wobei es über den Untergang von dopaminergen Neuronen in der SN (pars compacta) hinaus auch zur Degeneration weiterer extranigraler Neurone kommt. Braak et al. konnten zeigen, dass die Lewy-Körperchen-Pathologie zunächst die dorsalen Kerne des N. vagus und N. glossopharyngeus betreffen (Stadium 1) und sich über das pontine Tegmentum mit dem Locus coeruleus (Stadium 2) und das Mittelhirn (Stadium 3, erst hier zeigt sich eine Beteiligung der SN) auf den Kortex ausbreiten (Stadien 4 bis 6) (Abb. 2.1). Als zweites Ausbreitungsmuster konnte pathologisches α-Syn im Bulbus olfactorius nachgewiesen werden. Zusammenfassend beschreiben die Braak-Stadien somit eine stufenweise retrograde Ausbreitung des fehlgefaltetem α-Syn von peripher (aus dem autonomen bzw. enterischen Nervensystem oder dem Bulbus olfactorius) nach zentral. Passend hierzu gehen der PK häufig eine Hyposmie oder autonome Symptome voraus. Außerdem wurde auf Grundlage der Braak-Stadien die sogenannte Dual-hit Hypothese entwickelt: die Annahme, dass ein unbekanntes Pathogen durch zwei Eintrittspforten, die Nase oder den Darm, in den Körper gelangt und die α-Syn-Pathologie auslöst (Hawkes et al., 2007, 2009).

2.2   Die Darm-Gehirn-Achsen-Hypothese: Mikrobiom und Neuroinflammation

Seit einigen Jahren wird diskutiert, dass das Darm-Mikrobiom einen großen Einfluss auf unser Gehirn und seine Funktion hat, was als Darm-Gehirn-Achsen-Hypothese bezeichnet wird (Klann et al., 2021). Die Kommunikation zwischen

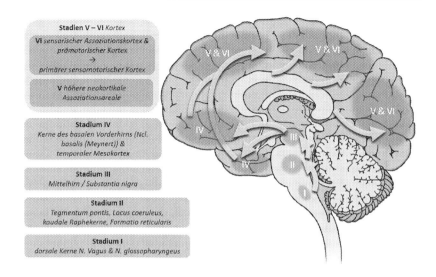

Abb. 2.1 Braak Stadien nach (Braak et al., 2002). Abkürzungen: N. = Nervus, Ncl. = Nucleus

Darm und Gehirn scheint neben der direkten Verbindung, dem Nervus vagus, auch über extravagale, systemische Wege oder das sympathische Nervensystem, stattzufinden (Arotcarena et al., 2020). Unter anderem Bezug nehmend auf die Braak-Stadien und die Dual-Hit-Hypothese, im Rahmen derer ebenfalls ein primärer Befall des enterischen Nervensystems in Betracht gezogen wird, wird die Rolle des Darm-Mikrobioms hinsichtlich Ätiologie und Pathogenese der PK zunehmend diskutiert.

Einige Studien an klinisch erkrankten Parkinsonpatienten konnten bereits relevante Unterschiede des Darm-Mikrobioms im Vergleich zum Mikrobiom gesunder Kontrollprobanden aufzeigen, wobei die Studienlage nicht ganz homogen ist (Boktor et al., 2023; Shen et al., 2021; Toh et al., 2022; Unger et al., 2016). Es wurde unter anderem ein vermindertes Vorkommen von vermutlich nützlichen, kurzkettige-Fettsäuren produzierende Bakterien wie der *Roseburia*-Gattung beobachtet, während eher pathogene Spezies wie *Akkermansia* oder *Bifidobacterium* bei Parkinsonpatienten vermehrt nachweisbar waren. Veränderungen des Darm-Mikrobioms ließen sich auch in der Prodromalphase in Studien mit iRBD Patienten nachweisen (Heintz-Buschart et al., 2018; Huang et al., 2023;

Nishiwaki et al., 2020), die den Veränderungen bei klinisch Erkrankten ähnlich zu sein scheinen (Huang et al., 2023).

Aus pathophysiologischer Sicht wird eine führend proinflammatorische Dysbiose vermutet, die zu einer Entzündungsreaktion mit Hyperpermeabilität der Darmschleimhaut („leaky gut"), Immunaktivierung und schließlich möglicherweise zur Fehlfaltung von α-Syn führt (Huang et al., 2023; Klann et al., 2021). In diesem Zusammenhang scheinen auch Endotoxine relevant zu sein (Brown et al., 2023): Insbesondere Lipopolysaccharide (LPS) (Endotoxine, welche von gramnegativen Bakterien freigesetzt werden) können möglicherweise über die Darmwand, die Haut oder das Zahnfleisch ins Blut gelangen und zu einer peripheren Entzündungsreaktion zu führen. In der Folge könnte α-Syn Aggregation, unter anderem im enterischen Nervensystem, getriggert werden. Über eine systemische Immunantwort und die Darm-Gehirn-Achse kommt es laut der Endotoxin-Hypothese zu Neuroinflammation und Ausbreitung des pathologischen α-Syn in das zentrale Nervensystem.

Mit der aktuellen Studienlage bleiben jedoch viele Fragen ungeklärt, im Besonderen da das enterale Mikrobiom vielfachen Einflussfaktoren wie der Ernährung oder der Einnahme dopaminerger Medikation unterliegt (Hill-Burns et al., 2017), die bislang noch nicht ausreichend differenziert werden konnten. Zudem wird diskutiert, dass sich Obstipation (als Prodromalsymptom) und das veränderte Mikrobiom gegenseitig bedingen könnten (Huang et al., 2023).

2.2.1   Exkurs: „Body-First"/„Brain-First"-Hypothese

Basierend auf den oben genannten Hypothesen wurde in den letzten Jahren in weiterführenden Studien diskutiert, dass das Ausbreitungsmuster nach Braak mit einer primär peripheren Initiierung der Pathologie nicht auf alle Parkinsonpatienten zuzutreffen scheint. Im Rahmen multimodaler PET-Bildgebungsstudien konnten Borghammer et al. (Borghammer & Van Den Berge, 2019; Horsager et al., 2020) darstellen, dass es möglicherweise zwei Subtypen der α-Syn Propagation gibt: (i) den *„Body-First" Subtyp,* bei der die α-Syn Pathologie im Darm beginnt, und sich retrograd über den Nervus vagus bis zur SN ausbreitet, sowie den (ii) *„Brain-First" Subtyp,* bei der die α-Syn Pathologie primär im Gehirn beginnt, und sich erst im späteren Krankheitsverlauf von rostral nach kaudal ausbreitet. Von besonderer Bedeutung für die klinische Differenzierung zwischen beiden Ausbreitungstypen scheint dabei das initiale Auftreten einer iRBD sowie begleitender autonomer Symptome (orthostatische Dysregulation und Obstipation) in der Prodromalphase zu sein, welche beim *Body-First* Subtyp vor Manifestation motorischer Symptome zu beobachten sind.

Bildgebende Evidenz hierfür zeigte sich durch Darstellung einer Denervierung des autonomen Nervensystems im ^{11}*C-donepezil PET/CT* des Darms sowie in der kardialen ^{123}*I-MIBG Szintigraphie* bei Individuen mit iRBD. Auch der Locus coeruleus stellte sich bei dieser Patientengruppe in Neuromelanin-sensitiven MR-Sequenzen auffällig dar, während nur sehr geringe bis keine Auffälligkeiten in der zentralen Bildgebung des zentralen dopaminergen Systems (untersucht mittels ^{18}*F-DOPA-PET* und/oder *DAT-SPECT)* auftraten. Im Gegenteil hierzu fand sich bei Parkinson im frühen Stadium ohne iRBD (dem *Brain-First* Phänotyp entsprechend) bereits eine Beteiligung des dopaminergen Systems im ^{18}*F-DOPA-PET/DAT-SPECT,* bevor sich Auffälligkeiten im Locus coeruleus oder in der Darstellung des autonomen Nervensystems zeigten. Weitere Hinweise, dass diese Hypothese zutreffen könnte, ergaben sich in histologischen Studien, die zeigen konnten, dass pathologisches α-Syn in peripheren Geweebeproben (Kolon-, Haut- oder Speicheldrüsen-Biopsien) häufiger bei Betroffenen mit als ohne iRBD nachweisbar war (Doppler et al., 2022; Kuzkina et al., 2023; Leclair-Visonneau et al., 2017; Sprenger et al., 2015; Vilas et al., 2016). Ferner konnte im Tiermodell dargestellt werden, dass sich pathologische α-Syn-Aggregate antero- und retrograd über das autonome Nervensystem (sowohl über den Nervus vagus als auch über das sympathische Nervensystem) ausbreiten können (Holmqvist et al., 2014; Ulusoy et al., 2013, 2017; Van Den Berge et al., 2019).

Allerdings bleibt diese Hypothese weiterhin umstritten. Autopsie-Studien konnten beispielsweise bisher keinen Fall nachweisen, bei dem isoliert nur der Darm von pathologischem α-Syn befallen war (Adler & Beach, 2016; Beach et al., 2021). Es wird also noch weitere Grundlagenforschung sowie longitudinale klinische Studien benötigen, um die verschiedenen Ausbreitungs-Subtypen der Erkrankung endgültig zu verstehen und so auf primäre Entstehungsmechanismen Rückschlüsse ziehen zu können.

2.3 Weitere pathophysiologische Einflussfaktoren

Neben der Hypothese, dass die PK im Darm entsteht und maßgeblich durch das Darm-Mikrobiom bedingt wird, werden weitere ätiopathogenetische Einflüsse auf die Krankheitsentstehung diskutiert.

2.3.1 Dysregulation des Immunsystems und Neuroinflammation

Ein Faktor, der als relevant für die Krankheitsentstehung angesehen wird, ist eine Dysregulation des Immunsystems und ein Zustand chronischer (Neuro-) Inflammation bereits in der Prodromalphase (Tan et al., 2020; Terkelsen et al., 2022): Bei Individuen mit Parkinson konnte eine Erhöhung proinflammatorischer Zytokine in Blut (Kim et al., 2022) und Liquor (Schröder et al., 2018) beobachtet werden. Auch bei Individuen mit iRBD konnten bereits inflammatorische Marker nachgewiesen werden (Zhang et al., 2020), unter anderem fand sich ein möglicher Zusammenhang zwischen erhöhtem Serum-TNF-α und der Phenokonversion zur manifesten PK (Kim et al., 2020). Zudem zeigen sich erste Hinweise, dass erniedrigte Lymphozytenzahlen schon Jahre vor der Diagnose mit einem erhöhten Risiko, an Parkinson zu erkranken, assoziiert sind; auch eine Assoziation mit dem vermehrten Auftreten neutrophiler Granulozyten wird diskutiert (Jensen et al., 2021). Studien konnten bei klinisch manifester PK eine gestörte Blut-Hirn-Schranke mit Übertritt von peripheren Immunzellen nach zentral zeigen, und dass in der SN von Betroffenen inflammatorische Marker (u. a. aktivierte Mikroglia, CD4+- und CD8+-Lymphozyten, Autoantikörper gegen neuronale Strukturen) nachgewiesen wurden (Tan et al., 2020). Mittels PET wurden bei Individuen mit iRBD Hinweise auf eine Mikroglia-Aktivierung bereits in der Prodromalphase dargestellt (Stokholm et al., 2017). Zudem konnte bei Betroffenen mit Autoimmun-Erkrankungen ein erhöhtes Risiko festgestellt werden, an Parkinson zu erkranken (X. Li et al., 2012). Als ein möglicher extrinsischer Trigger der fehlgeleiteten Immunantwort wird wie bereits ausgeführt das Darm-Mikrobiom angesehen. Zusätzlich wird eine intrinsische immunogenetische Dysregulation angenommen, wobei insbesondere LRRK2, PINK1/Parkin und HLA-Allele diskutiert werden (Tan et al., 2020).

2.3.2 Mitochondriale Dysfunktion und oxidativer Stress

Als weitere zentrale Ursachen für die fortschreitende Neurodegeneration bei der PK wird eine mitochondriale Dysfunktion und erhöhter oxidativer Stress diskutiert. Einige der Parkinson-assoziierten Gene sind wichtig für die mitochondriale Homöostase (z. B. SNCA, Parkin, LRRK2, DJ-1, PINK1, VPS35) und auch α-Syn selbst scheint die mitochondriale Funktion zu beeinflussen; in aggregierter, mutierter oder überexprimierter Form kann es zu ihrer Verformung,

Fragmentierung und zur Störung des mitochondrialen Proteintransportes führen (H.-Y. Li et al., 2023). Das Gehirn ist mit seinem hohen Energiebedarf besonders vulnerabel für eine gestörte mitochondriale Funktion. Neben ATP-Mangel und übermäßiger ROS (reaktive oxygen species)-Produktion sind Kalziumakkumulation, zunehmende Mitophagie, Schäden der mitochondrialen DNA, eine gestörte mitochondriale Biogenese sowie die Auslösung von Apoptose weitere zugrunde liegende Mechanismen, die in Bezug auf die mitochondriale Dysfunktion bei der Pathogenese der PK diskutiert werden (Moradi Vastegani et al., 2023). Um oxidativem Stress vorzubeugen und dem Überschuss an ROS entgegenzuwirken, sind zum einen zelleigene antioxidative Prozesse relevant, aber auch Ernährungs-assoziierte Antioxidantien wie z. B. Vitamin E, Vitamin C, Co-Enzym Q10 und Polyphenole können das (Un-)Gleichgewicht beeinflussen (Moradi Vastegani et al., 2023). Eine (geringere) Beeinträchtigung der mitochondrialen Funktion konnte bereits bei Individuen mit iRBD nachgewiesen werden (Ongari et al., 2023).

2.3.3 Dysfunktion der Protein-Clearance

Als weiterer wichtiger Einflussfaktor auf die Pathogenese der PK wird eine Beeinträchtigung der Protein-Clearance mit einer Dysfunktion des *Ubiquitin-Proteasomen-Systems* angenommen (Liang et al., 2023): Mittels Ubiquitin können Proteine sowohl abgebaut als auch modifiziert werden. Es gibt einige Ubiquitin-Ligasen, die mit der PK in Verbindung gebracht werden (darunter z. B. auch Parkin, welches die mitochondriale Autophagie über den PINK1/Parkin-Signalweg vermittelt, die Apoptose hemmt und die Aggregation von α-Syn reduzieren kann). Andere Ubiquitin-Ligasen sind am Abbau von α-Syn über den Proteasom- und den lysosomalen Weg beteiligt (Rott et al., 2008). Der Abbau von α-Syn kann zudem über den *Autophagie-Lysosomen-Signalweg* stattfinden. Mutationen in diesem Signalweg können zu einer Fehlfunktion und Akkumulation von α-Syn führen (Pan et al., 2008). Auf der genetischen Ebene sind Mutationen im GBA1-Gen (welches für die lysosomale Hydrolase Glucocerebrosidase kodiert) der häufigste genetische Risikofaktor für Parkinson, bei 5-15 % der europäischen PK-Fälle werden GBA1-Varianten gefunden (Menozzi et al., 2023). Eine genomweite Assoziationsstudie in einer iRBD-Kohorte ergab zudem Hinweise, dass der Autophagie-Lysosomen-Signalweg bereits prodromal beeinflusst sein könnte (Krohn et al., 2022).

2.3.4 Eisenstoffwechsel/Ferroptosis

Eisen (Fe), das als Bestandteil von Hämoglobin ubiquitär vorkommt, wird ebenfalls als für die Pathogenese der PK bedeutender Faktor diskutiert (Riederer et al., 2023): Bei Individuen mit Parkinson kann ein Ungleichgewicht von Fe^{II+} und Fe^{III+} beobachtet werden, zudem zeigt sich eine Eisenakkumulation in der SN und ein Anstieg der Spiegel freier Eisenionen mit dem Alter. Dieses Eisen-Überangebot kann zu oxidativem Stress führen. Der oxidative Stress wird durch die Interaktion von Dopaminmetaboliten mit Eisen und H_2O_2 was zur Formung des toxischen Metaboliten 6-Hydroxydopamin führen kann, aggraviert (Do Van et al., 2016). Auch die Aggregation von α-Syn kann durch Eisen getriggert werden und α-Syn selbst hat die Eigenschaft, wie das Enzym Ferrireductase das Verhältnis Fe^{II+}/Fe^{III+} zu beeinflussen. Der Untergang dopaminerger Neurone, bei dem Eisen die Apoptose einleitet, wird als *Ferroptose* bezeichnet (Do Van et al., 2016). Für Patienten mit iRBD ergeben sich aus bildgebenden Studien inhomogene Ergebnisse, was den Nachweis von Eisen in suszeptibilitätsgewichteten MRTs (SWI) angeht: Nur teilweise konnte ein vermehrtes Vorkommen von Eisen in der SN (Sun et al., 2020) und den Basalganglien nachgewiesen werden (Grimaldi et al., 2023). Eisenchelatoren wird ein neuroprotektives Potenzial zugeschrieben und sie könnten als potenzielle therapeutische Targets für Studien infrage kommen (Weinreb et al., 2013).

2.3.5 Das Glymphatische System

In den letzten Jahren gewinnt das *glymphatische System* an wissenschaftlicher Bedeutung für neurodegenerative Prozesse. Es wurde erstmals 2012 beschrieben (Iliff et al., 2012), die Wissenschaftler entdeckten einen paravaskulären Flüssigkeitsstrom (in den Virchow-Robin-Räumen des Gehirns), der maßgeblich durch Aquaporin-4-Kanäle an den Endfüßen der Astrozyten gesteuert wird. Der Mechanismus war schließlich namensgebend für das System: „glial" und „lymphatic" = „glymphatic". Über das glymphatische System wird sowohl Liquor in das Gehirnparenchym hinein als auch gelöste Metabolite hinaus transportiert, darunter auch α-Syn und Amyloid-β (Buccellato et al., 2022). Dabei wird eine Beeinträchtigung des Abtransportes von schädlichen Substanzen in Zusammenhang mit der Pathogenese von neurodegenerativen Erkrankungen wie der Parkinson- oder Alzheimer-Erkrankung gebracht. Während des Schlafes ist das glymphatische System besonders aktiv, sodass Schlafmangel ein Risiko für eine

Unterfunktion des glymphatischen Systems darstellt, was zu einer verminderten Clearance von α-Syn und Amyloid-β führen könnte. Einen positiven Einfluss auf den glymphatischen Fluss haben u. a. Lebensstilfaktoren wie Ernährung und Sport. In Bildgebungsstudien konnte eine verminderte Aktivität des glymphatischen Systems bei PK-Patienten im Vergleich zu iRBD-Patienten gezeigt werden, Gesunde zeigten die besten Werte (Si et al., 2022). Zudem wurde ein Zusammenhang zwischen Parametern des glymphatischen Systems und kognitiver Funktion sowie Krankheitsschwere bei der PK beobachtet (H.-L. Chen et al., 2021).

2.3.6 Umweltfaktoren

Es werden eine Reihe von Umweltfaktoren als mögliche Risiko-Faktoren für die PK diskutiert. Die bislang eindrücklichste epidemiologische und pathophysiologische Evidenz konnte für Pestizide aufgezeigt werden. Zu nennen sind hier im Besonderen das in Europa nicht mehr verwendete Herbizid Paraquat, das jedoch weltweit weiterhin großflächig eingesetzt wird, sowie das Insektizid Rotenon, welches in Nordeuropa in der Fischzucht zum Einsatz kommt (Nandipati & Litvan, 2016). Für beide Substanzen konnte im Tiermodell nachgewiesen werden, dass sie eine selektive Toxizität auf dopaminerge Neurone der SN haben, die Aggregation von pathologischem α-Syn fördern und eine mitochondriale Dysfunktion induzieren können (Thirugnanam & Santhakumar, 2022). Als anerkannter Risikofaktor gilt zudem die Exposition gegenüber Lösungsmitteln, die ebenfalls mit einem erhöhten Risiko für die Entwicklung einer PK assoziiert ist, und im Tiermodell über die Induktion von Neuroinflammation, α-Syn-Aggregatsbildung und mitochondrialer Toxizität die Degeneration dopaminerger Neurone begünstigt. Diskutiert werden zudem Gen-Umwelt-Interaktionen: So könnte das Lösungsmittel Trichlorethylen beispielsweise über eine Aktivierung der LRRK2-Kinase von besonderer Relevanz für LRRK2-Mutationsträger sein (De Miranda et al., 2021). Darüber hinaus werden Schwermetalle (Coon et al., 2006), Luftverschmutzung (im Besonderen Feinstaub, $PM_{2,5}$) (Hu et al., 2019) und verschiedene Medikamente (wie z. B. Antibiotika (Mertsalmi et al., 2020) oder β-Blocker (Saengphatrachai et al., 2021)) hinsichtlich ihrer ätiologischen Relevanz diskutiert. Seit vielen Jahren konnte zudem eine inverse Assoziation zwischen Zigaretten-Rauchen und der Entwicklung einer PK beobachtet werden, sodass Nikotinkonsum als protektiver Faktor, bzw. Nicht-Raucher als Risikofaktor diskutiert wird (Heinzel et al., 2019; Martino et al., 2017). Die tatsächliche Ursache dieses Zusammenhangs bleibt bislang jedoch noch ungeklärt und dieser

Faktor muss angesichts der vielen negativen Gesundheitsfolgen von Rauchen weiterhin kritisch gesehen werden.

2.3.7 Genetik

Die Mehrzahl der PK wird von sporadischen Fällen ausgemacht, für 5–10 % wird jedoch eine monogenetische Genese angenommen (Hopfner & Höglinger, 2020). Der technisch-wissenschaftliche Fortschritt bietet einen immer tieferen Einblick in die komplexen genetischen Zusammenhänge bei der PK; es sind etwa 10 Gene bekannt, welche monogenetische Formen auslösen, aber selten bis sehr selten vorkommen (Day & Mullin, 2021). Darüber hinaus gelten mehr als 90 Genloci als Risikofaktoren für die sporadische Form (Nalls et al., 2019). Insbesondere bei jungen Betroffenen unter 40 Jahren und/oder bei mehr als zwei erstgradig Verwandten mit PK ist eine genetische Testung bei klinischer Diagnosestellung empfohlen (Hopfner & Höglinger, 2020).

Für die Nutzung einer genetischen Diagnostik im Rahmen einer prädiktiven (prodromalen) Diagnosestellung existieren für die PK bislang keine Richtlinien für den klinischen Alltag. Hierzu vorliegende Empfehlungen und Aussagen sind daher zunächst auf die klinische Forschung zu beziehen. Für das Verständnis der Prodromalphase besonders interessant sind jedoch Individuen mit Genmutationen intermediärer Penetranz wie GBA1-Varianten oder die LRRK2-p.G2019S Variante. Individuen mit diesen Genvarianten sind so häufig, dass ausreichend große Risiko-Kohorten weltweit rekrutiert werden können, und haben gleichzeitig ein so relevant erhöhtes Risiko für die Entwicklung einer PK, dass ihre Beobachtung in longitudinalen Studien sinnvoll ist. Auch lassen sich in diesen Genotypen phänotypische Unterschiede in der prodromalen und klinischen Phase beobachten (z. B. scheinen Individuen mit GBA-Mutation vor und nach Diagnosestellung der klinischen PK einen rascheren und schnelleren Verlauf der Erkrankung zu erfahren (Beavan et al., 2015; Zimmermann et al., 2019)). Darüber hinaus können für Varianten mit geringer Penetranz sogenannte *polygenic risk scores* errechnet werden, die sowohl Varianten mit risikosteigernden als auch mildernden Beitrag kombinieren (Heinzel et al., 2019). Erkenntnisse über Parkinson-verursachende Genmutationen bieten zudem neue Einblicke in die Pathophysiologie der Erkrankung.

Phasen der Neurodegeneration

3

Die beschriebenen pathophysiologischen Mechanismen, die für die Entstehung der PK relevant sind, breiten sich schon Jahre vor Diagnosestellung im peripheren und zentralen Nervensystem aus. Erst bei Degeneration von 40–60 % der Neurone in der SN, das heißt in einem bereits fortgeschrittenen Stadium der Neurodegeneration, treten die motorischen Kardinalsymptome (Bradykinese plus Ruhetremor und/oder Rigor) auf und die klinische Diagnose der PK kann gestellt werden (Mahlknecht et al., 2015; Postuma et al., 2015). Aktuell wird mit klinischer Diagnose der Beginn der *klinischen Phase* definiert, der zwei weitere Phasen der voranschreitenden Neurodegeneration vorausgehen: (i) Die *präklinische Phase,* in der Neurodegeneration bereits voranschreitet, aber noch keine klinischen Symptome beobachtet werden können. Eine Diagnose in dieser Phase ist bislang noch nicht möglich, was sich mit fortschreitenden Entwicklungen zu Biomarkern (s. u.) in den nächsten Jahren vermutlich ändern wird. (ii) Der präklinischen Phase folgt die *Prodromalphase* der PK. In dieser Phase kann eine Vielzahl von individuell unterschiedlichen nicht-motorischen Symptomen auftreten, auch kann es schon zu ersten milden motorischen Symptomen kommen (Mahlknecht et al., 2015). Die Dauer der Prodromalphase wird auf bis zu 20 Jahre geschätzt, scheint jedoch interindividuell sehr unterschiedlich lang zu sein (Berg et al., 2021). Analog zu der sehr heterogen verlaufenden PK, scheint auch die Prodromalphase hinsichtlich Ausprägung und Fortschreiten von Symptomen klinisch sehr individuell zu verlaufen und wird möglicherweise durch verschiedene Ausbreitungstypen (wie beispielsweise nach der *Brain/Body-First*-Hypothese), genetischen und und/oder biologischen Subtypen beeinflusst (Berg et al., 2021). Noch vor einer bereits beginnenden Neurodegeneration kann ein individuelles Risikoprofil für die Entwicklung einer PK bestehen. Demnach können

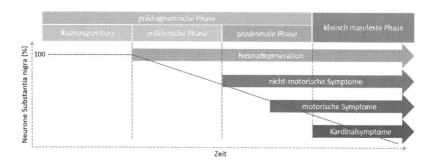

Abb. 3.1 Zeitlicher Verlauf der Parkinson-Krankheit (PK) (Stern et al., 2012, Schaeffer & Postuma et. al., 2020). Die aktuelle Phaseneinteilung der PK wird vor allem über klinische Symptome definiert, eine Neudefinition auf Grundlage der wachsenden Evidenz für Biomarker wird diskutiert

spezifische Risiko- aber auch protektive Faktoren für die Entstehung der PK prädisponieren.

Diese Phaseneinteilung ist wichtig für das Verständnis des Krankheitsverlaufes und beruht auf unserem bisherigen Kenntnistand über Risikofaktoren und Prodromalmarker der Erkrankung. Es wurden jedoch große Fortschritte in der Biomarker-Forschung gemacht, insbesondere was die Bestimmung von pathologischem α-Syn aus Flüssigkeiten und Gewebeproben betrifft (siehe 5.1 und 5.2). Aktuell wird auf dieser Grundlage eine Überarbeitung des Klassifikationskonzeptes diskutiert, weg von primär klinischen Markern/Diagnosekriterien hin zur Klassifikation auf Grundlage biologischer Marker (Chahine et al., 2023; Höglinger et al., 2024). Es ist damit auch möglich, dass die beschriebene Phaseneinteilung (Abb. 3.1 nach (Schaeffer, Postuma, et al., 2020; Stern et al., 2012)) zukünftig durch eine frühere Biomarker-basierte Diagnose ersetzt wird (Cardoso et al., 2023).

Die Prodromalphase – Risikofaktoren und Prodromalmarker

4

Wie können nun Patienten mit einem erhöhten Risiko für die Entwicklung einer PK identifiziert und die Wahrscheinlichkeit für das Vorliegen einer Prodromalphase abgeschätzt werden? 2015 wurden hierfür Forschungskriterien für die prodromale PK der Movement Disorder Society (MDS) veröffentlicht (Berg et al., 2015), 2019 erschien das erste Update (Heinzel et al., 2019). Die Kriterien ermöglichen, die individuelle Wahrscheinlichkeit zu bestimmen, dass eine prodromale PK vorliegt. Der Berechnung liegen vor allem das Alter und die individuelle Kombination von Risikofaktoren und Prodromalmarkern zugrunde. Hierbei wurden jedem Risikofaktor oder Prodromalmarker auf Grundlage longitudinaler, prospektiver Studien *likelihood ratios (LR)* zugeordnet. Diese beschreiben, wie stark ein positives Testergebnis (der beobachtete „Marker") die Krankheitswahrscheinlichkeit erhöht (LR+> 1) oder wie stark ein negatives Testergebnis die Krankheitswahrscheinlichkeit verringert (LR - < 1) (Berg et al., 2015, 2021; Heinzel et al., 2019) (Abb. 4.1 und 4.2). Die definierten „Marker" wurden nur in den Kriterienkatalog aufgenommen, wenn sie das Auftreten der PK in zwei unabhängigen prospektiven Studien vorhersagen konnten. Ein „Marker", der konstant und unabhängig vom neurodegenerativen Prozess auftritt, aber für diesen prädisponiert, wird als Risikofaktor bezeichnet; bei einem klinischen Symptom oder einer apparativ quantifizierbaren Veränderung, die bereits einen neurodegenerativen Prozesses wiederspiegeln, spricht man von einem Prodromalmarker (Yilmaz et al., 2019). Die Unterscheidung zwischen Risikofaktoren und prodromalen Markern fällt nicht immer leicht, so kann beispielsweise eine Depression in jungen Jahren als Risikofaktor gewertet werden und später als prodromaler Marker auf die beginnende Neurodegeneration hinweisen (Berg et al., 2021; Gustafsson et al., 2015).

H. Knacke und E. Schäffer, *Die Prodromalphase der Parkinson-Krankheit,* essentials, https://doi.org/10.1007/978-3-662-68990-5_4

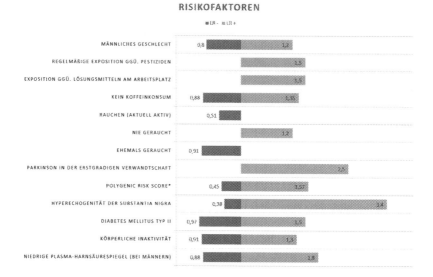

RISIKOFAKTOREN

Abb. 4.1 Risikofaktoren für das Vorliegen einer prodromalen Parkinson-Krankheit nach Heinzel et al., 2019 mit jeweils LR + und LR – (siehe Fließtext 4). Abkürzungen: LR = likelihood ratio. *) LR für das jeweils niedrigste bzw. höchste Quartil

Diese Kriterien sind bislang klar als Forschungskriterien formuliert und sollten daher im klinischen Alltag nicht eingesetzt werden. Die Kenntnis der Risikofaktoren und Prodromalsymptome können jedoch auch im Praxis-Alltag relevant sein, da sie bei der klinischen Diagnosestellung mit erfragt werden und somit die Diagnose sichern können. Ebenso können nicht-motorische Symptome der Prodromalphase für Betroffene sehr belastend sein und v. a. im Fall der iRBD eine medikamentöse Therapie notwendig machen (Schaeffer et al., 2020).

Angewandt wurden die Kriterien bereits in prospektiven Kohortenstudien, wobei zwar eine hohe Spezifität und positive prädiktive Werte, jedoch eine variable Sensitivität dargestellt wurde (Heinzel et al., 2019; Mahlknecht et al., 2016, 2018; Mirelman et al., 2018). Um die prodromale PK möglichst akkurat zu diagnostizieren, verlangen die Kriterien eine kontinuierliche Aktualisierung auf Grundlage neuer Studien.

Die Wahrscheinlichkeit für das Entwickeln einer prodromalen PK wird bereits durch genetische **Risikofaktoren** wie das Geschlecht (Männer haben ein höheres Risiko), Verwandte ersten Grades mit PK sowie das Vorliegen einer bekannten

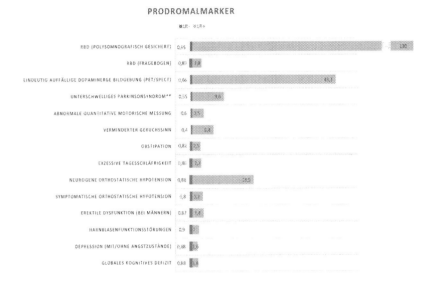

PRODROMALMARKER

■ LR -   ■ LR +

RBD (POLYSOMNOGRAFISCH GESICHERT)	0,65	130
RBD (FRAGEBOGEN)	0,89	2,3
EINDEUTIG AUFFÄLLIGE DOPAMINERGE BILDGEBUNG (PET/SPECT)	0,66	43,3
UNTERSCHWELLIGES PARKINSONSYNDROM**	0,55	9,6
ABNORMALE QUANTITATIVE MOTORISCHE MESSUNG	0,6	3,5
VERMINDERTER GERUCHSSINN	0,4	6,4
OBSTIPATION	0,82	2,5
EXZESSIVE TAGESSCHLÄFRIGKEIT	0,86	2,2
NEUROGENE ORTHOSTATISCHE HYPOTENSION	0,88	18,5
SYMPTOMATISCHE ORTHOSTATISCHE HYPOTENSION	0,8	3,2
EREKTILE DYSFUNKTION (BEI MÄNNERN)	0,87	2,4
HARNBLASENFUNKTIONSSTÖRUNGEN	0,9	2,2
DEPRESSION (MIT/OHNE ANGSTZUSTÄNDE)	0,88	1,6
GLOBALES KOGNITIVES DEFIZIT	0,88	2,5

Abb. 4.2 Prodromalmarker für das Vorliegen einer prodromalen Parkinson-Krankheit nach Heinzel et al., 2019 mit jeweils LR + und LR -. Abkürzungen: LR = likelihood ratio, RBD = REM (Rapid-Eye-Movement) -Schlaf-Verhaltensstörung, PET = Positronen-Emissions-Tomografie, SPECT = Single-Photon-Emmissions-Computerized Tomographie **) Unified Parkinson's Disease Rating Scale (UPDRS) Teil III > 3 Punkte (Aktionstremor ausgeschlossen) oder MDS-UPDRS Teil III > 6 Halte- und Aktionstremor ausgeschlossen (siehe Fließtext 4.1)

Genmutation (Prädispositions-Gene, abzugrenzen von Genvarianten, die monogenetische Erbformen bedingen) beeinflusst. Aber auch Lebensstil- und Umwelt-Faktoren wie reduzierter Kaffeekonsum, körperliche Inaktivität, Nicht-Rauchen oder Exposition gegenüber Pestiziden werden berücksichtigt. Weitere Risikofaktoren sind eine sonographisch dargestellte Hyperechogenität der SN, das Vorliegen eines Diabetes mellitus Typ II und niedrige Harnsäurespiegel im Plasma (bei Männern).

Der mit Abstand wichtigste **Prodromalmarker** ist das Vorliegen einer polysomnographisch gesicherten iRBD (LR = 130). An zweiter Stelle folgt eine eindeutig auffällige dopaminerge Bildgebung (PET/SPECT) (LR = 43,3). Als drittwichtigster Prodromalmarker ist die neurogene orthostatische Hypotension zu nennen (LR = 18,5).

Die beschriebenen Forschungskriterien der MDS sind insbesondere bei Vorliegen einer iRBD sehr gut in der Vorhersage einer bevorstehenden klinischen PK. So konnten Postuma et al. (Postuma et al., 2019) in einer multizentrischen Studie mit über 1200 iRBD-Patienten eine Konversionsrate von 73,5 % nach 12 Jahren feststellen. Die MDS-Forschungskriterien als Kombination verschiedener Marker wiesen für das Outcome die höchste *hazard ratio* (HR = 5,37) auf. Für Betroffene ohne iRBD ist die frühe Diagnose aktuell noch deutlich schwieriger, sodass vor allem für diese Patienten die Etablierung geeigneter Biomarker gefordert ist.

4.1 Klinische Prodromalsymptome

Zu wichtigen klinischen Symptomen der prodromalen PK zählen, neben der iRBD, die neurogene orthostatische Hypotension und weitere autonome Symptome wie Obstipation, erektile Dysfunktion und Blasenfunktionsstörungen. Zudem treten in der Prodromalphase auch neuropsychologische Veränderungen wie Depression, Angststörungen oder ein globales kognitives Defizit auf (Heinzel et al., 2019). Es können auch milde motorische Symptome (wie ein reduzierter Armschwung oder eine Hypomimie) beobachtet werden. Zur Erfassung der motorischen Beeinträchtigung werden standardisierte Erhebungsbögen genutzt: der Unified Parkinson's Disease Rating Scale Teil III (UPDRS III) oder die überarbeitete Version der MDS (MDS-UPDRS III) (Goetz et al., 2008). Ein unterschwelliges Parkinsonsyndrom wird ab einem Wert von >3 Punkten im UPDRS-III (Aktionstremor ausgeschlossen) oder >6 Punkten im MDS-UPDRS-III (Halte- und Aktionstremor ausgeschlossen) als Prodromalmarker gewertet (essentiell ist die Beurteilung durch einen erfahrenen Untersucher) (Berg et al., 2015). Die Prodromalphase präsentiert sich klinisch sehr heterogen, wobei die genannten klinischen Symptome belastend und therapiebedürftig oder nahezu inapparent sein können.

4.1.1 Isolierte REM-Schlaf-Verhaltensstörung (iRBD)

Die iRBD ist durch einen (polysomnographisch gesicherten) Verlust der atonen Phase der Muskulatur im REM-Schlaf mit aktivem körperlichen Ausleben von Träumen gekennzeichnet. Wenn Träume erinnert werden, sind diese häufig sehr lebhaft und haben einen gewalttätigen oder aggressiven Inhalt. Es kann zu Schreien/Vokalisationen (zum Beispiel z. B. Fluchen, Weinen oder Lachen), Um-sich-Schlagen und -Treten sowie Stürzen aus dem Bett kommen

(Fernández-Arcos et al., 2016; Högl et al., 2022). In der Regel sind die Betroffenen bei Erwachen schnell orientiert und können die Trauminhalte wiedergeben (im Gegensatz zum Erwachen aus dem Tiefschlaf, bei dem die Betroffenen oft verwirrt sind und sich nicht erinnern können) (Howell et al., 2023b). Durch die ausgelebten Träume können die Betroffenen einer relevanten Verletzungsgefahr ausgesetzt sein, auch die Partnerschaft kann unter der Erkrankung leiden. In der Diagnostik wichtig ist die Abgrenzung der isolierten RBD von einer symptomatischen RBD, die beispielsweise bei Encephalitiden, Narkolepsie aber auch medikamentös induziert (z. B. bei SSRI Einnahme) auftreten kann, weshalb eine ausführliche Anamnese und Diagnostik inklusive Polysomnographie sinnvoll und notwendig sind. Die Nutzung von Fragebögen wie dem REM Sleep Behavior Disorder Questionnaire (RBDSQ) kann die Verdachtsdiagnose mitbegründen, zur Diagnosesicherung muss jedoch eine Polysomnographie erfolgen (Högl & Stefani, 2017). Bei Vorliegen einer iRBD besteht ein über 80 %-iges Risiko (Postuma et al., 2019) im Verlauf des Lebens eine Synucleinopathie zu entwickeln, das heißt, dass nicht nur eine PK, sondern auch eine Lewy-Körperchen-Demenz (als Teil des Lewy-Körperchen-Erkrankungs-Spektrums) oder eine Multisystematrophie im Verlauf manifest werden können, was zusätzliche prognostische Unsicherheit mit sich bringt.

Primäre Maßnahme zum Schutz der Betroffenen vor Verletzungen ist das Schaffen einer sicheren Schlafumgebung (z. B. gefährliche Gegenstände aus Bettnähe entfernen) (Howell et al., 2023a). Zur medikamentösen Therapie wird in erster Linie Melatonin und/oder das langwirksame Benzodiazepin Clonazepam empfohlen (Howell et al., 2023a), wobei beide Therapien in Deutschland noch als Off-Label zu verschreiben sind. Clonazepam ist das am häufigsten bei RBD verschriebene Medikament und reduziert die Traumaktivität, wobei der Muskeltonus nicht maßgeblich beeinflusst wird (Howell et al., 2023a). Bei Therapiebeginn sind meist niedrige Dosierungen ausreichend (0,25–1 mg zur Nacht), bedarfsadaptiert kann die Dosis bei guter Verträglichkeit gesteigert werden. Es sollte bedacht werden, dass es sich bei Clonazepam um ein Benzodiazepin mit relevantem Nebenwirkungs-Potenzial handelt, das insbesondere bei älteren Betroffenen potenziell ungeeignet ist (Howell et al., 2023a). Melatonin wirkt sich positiv auf die physiologischen Eigenschaften des REM-Schlafes aus, indem es den Muskeltonus reduziert sowie die REM-Schlaf-Desynchronität und die zirkadiane Rhythmik verbessert (Howell et al., 2023a). Für Melatonin werden zudem neuroprotektive Eigenschaften diskutiert, was in der prodromalen Phase von besonderer Bedeutung für die Krankheitsprogression sein könnte (Pérez-Lloret & Cardinali, 2021). Es wird zunächst die Einnahme von 2 mg Melatonin zur Nacht vorgeschlagen, eine Dosissteigerung bis 15 mg ist möglich. Nutzbar sind sowohl retardierte als auch nicht-retardierte Formen. Eine Kombinationstherapie aus Melatonin und Clonazepam ist möglich, wenn das Ansprechen auf eine Monotherapie unzureichend ist. Für alle weiteren medikamentösen Alternativen existiert nur eine unzureichende Datenlage, diskutiert werden u. a. der Einsatz von Pramipexol, Gabapentin oder Zopiclon. Darüber hinaus kann Rivastigmin sich eventuell positiv auf die Symptome der REM-Schlaf-Verhaltensstörung auswirken und bei Betroffenen mit mildem kognitiven Defizit sinnvoll sein. Bei RBD kann auch ein obstruktives Schlafapnoe-Syndrom als Begleiterkrankung vorliegen. Hierbei wird diskutiert, dass möglicherweise der erhaltene Muskeltonus im REM-Schlaf eine Schutzfunktion für die Betroffenen bei Schlafapnoe innehaben kann. (Giardino et al., 2021)

Für die Therapie und Beratung der Betroffenen ist wichtig, dass insbesondere serotonerg wirksame Antidepressiva die Symptome potenziell verschlimmern können, wie eventuell auch Betablocker, Cholinesterase-Inhibitoren, Alkoholentzug, Benzodiazepine und Barbiturate (Howell & Schenck, 2024).

4.1.2   Weitere prodromale klinische Symptome

Alle weiteren klinischen Symptome der Prodromalphase sind für sich genommen als unspezifisch einzuordnen und haben eine im Vergleich zur iRBD sehr viel geringere prädiktive Aussagekraft. Es ist daher im klinischen Alltag besonders essentiell auch mögliche andere Ätiologien zu berücksichtigen. Neben der iRBD ist eines der bekanntesten möglichen Prodromalsymptome die Hyposmie, deren *likelihood ratio* aktuell nach MDS Kriterien auf 6,4 geschätzt wird (Vergleich iRBD: 130). Für die Hyposmie ist besonders zu beachten, dass sie auch Prodromalsymptom anderer neurodegenerativer Erkrankungen, im Besonderen der Alzheimer-Erkrankung, sein kann (Fatuzzo et al., 2023). Eine Hyposmie als isoliertes Symptom sollte daher hinsichtlich der möglichen Entwicklung einer PK nicht überbewertet werden.

Bezüglich der Therapie nicht-motorischer Symptome der Prodromalphase liegen (abgesehen von RBD) keine Studien vor. Im klinischen Alltag ist die Orientierung an den therapeutischen Möglichkeiten, die sich für das klinisch manifeste Parkinsonsyndrom bieten, hilfreich. Zu empfehlen ist diesbezüglich das evidenzbasierte Review der MDS Task-Force für nicht-motorische Symptome (Seppi et al., 2019): Für die Therapie von Depression empfiehlt sich Venlafaxin, bei orthostatischer Dysfunktion sollten primär nicht-medikamentöse Therapieoptionen ausgeschöpft werden (Kompressionsstrümpfe, evtl. Bauchgurt, ausreichende Trinkmenge, Aktivieren der Muskelpumpe), unterstützend werden

Medikamente wie Fludrocortison oder Midodrin eingesetzt (Seppi et al., 2019).
Gegen Obstipation ist ausreichend Bewegung, eine ballaststoffreiche Ernährung,
Flüssigkeitszufuhr sowie die Einnahme von Probiotika, präbiotischen Ballast-
stoffen und falls notwendig Macrogol hilfreich. Für die erektile Dysfunktion ist
Sildenafil von klinischem Nutzen, bei einer überaktiven Harnblase kann Solifena-
cin hilfreich sein (Seppi et al., 2019).

Milde nicht-motorische Symptome wurden ebenfalls schon Jahre vor
Diagnosestellung beobachtet und sind wichtiges Ziel neuer Technologien (Sen-
sor-basierte Bewegungsmessung, Wearables, s. u. 5.4). Da sie in der Regel in
diesem Stadium nicht alltagsrelevant sind, gibt es hierfür keine Empfehlungen zu
einer medikamentösen Therapie.

4.2 Fallbeispiel 1

Eine 51-jährige Patientin hat in der Zeitung gelesen, dass ein verminderter Geruchssinn auf eine PK hindeuten kann. Ihr Onkel hatte die Krankheit und nun
macht sie sich große Sorgen, dass sie auch betroffen sein könnte und stellt
sich bei einer Neurologin vor. Im Anamnesegespräch berichtet sie, auf einem
Bauernhof aufgewachsen zu sein und zu arbeiten, in diesem Rahmen ist von
einem regelmäßigen Kontakt zu Pestiziden auszugehen. Sie raucht nicht, trinkt
einen Becher Kaffee pro Tag und betätigt sich 2–3 h pro Woche körperlich. Sie
hat keine Vorerkrankungen, leidet jedoch unter leichter Obstipation. Die neuro-
logische Untersuchung ist unauffällig (MDS UPDRS III Total Score ≤ 6), auch
der transkranielle Ultraschall der SN zeigt keine Hyperechogenität. Anamnestisch
und im Screening-Fragebogen (RBDSQ) ergeben sich keine Hinweise auf eine
RBD. Die weiteren abgefragten und untersuchten nicht-motorischen Symptome
(orthostatische Hypotension, Urininkontinenz, Depression und kognitive Ver-
schlechterung) sind unauffällig. Im Test mittels Sniffin' Sticks bestätigt sich der
abgeschwächte Geruchssinn.

Bei Anwendung des MDS Kriterien würde sich für diese Patientin eine ge-
schätzte Wahrscheinlichkeit von <0,8 % ergeben, dass sie sich in der Prodromalphase der PK befindet. Wichtig ist, dass diese Kalkulation nicht für den
Gebrauch im klinischen Alltag konzipiert wurde, da er nur auf Wahrscheinlichkeiten beruht, die den Patienten nicht als „Befund" mitgeteilt werden können.
Dennoch kann das Wissen um diese Kriterien hilfreich sein, um ein Gefühl für
die Relevanz der Beschwerden und die Notwendigkeit einer Verlaufsbeobachtung
zu entwickeln. Im klinischen Alltag kann diese Patientin zunächst über die geringe Spezifität ihrer Befunde aufgeklärt werden, sinnvoll ist es zudem, mögliche

Präventionsmaßnahmen, die selbst umgesetzt werden können, zu besprechen (siehe auch 7). Da bei jedem für sich unspezifischen Symptom wie Hyposmie oder Obstipation andere Differentialdiagnosen in Betracht gezogen werden sollten, ist eine ergänzende Vorstellung beim Hausarzt und/oder dem entsprechenden Facharzt (z. B. HNO-Arzt) empfohlen. Für den Fall eines Befundwandels wird ihr eine Wiedervorstellung angeboten.

Kommentar: Das Fallbeispiel zeigt, wie sensibel die Allgemeinbevölkerung auf Informationen über mögliche Frühzeichen einer Erkrankung reagiert, so unspezifisch diese auch sein mögen, und welche Verantwortung behandelnde Ärzte bei der Informationsvermittlung tragen.

4.3   Fallbeispiel 2

Ein 63-jähriger Patient stellt sich auf Empfehlung seines Hausarztes in der neurologischen Ambulanz vor. Er leide an Schlafstörungen und sei aufgrund seiner unruhigen Nächte bereits mehrfach aus dem Bett gefallen. Der RBDSQ ist auffällig, sodass Sie den Verdacht auf eine zugrundeliegende RBD haben. Nach ausführlicher Aufklärung des Patienten über mögliche Vor- und Nachteile einer Polysomnographie wird diese dem Wunsch des Patienten nach veranlasst und bestätigt eine RBD. Nach ergänzender Durchführung eines cMRTs und bei fehlenden weiteren neurologischen oder schlafbezogenen Symptomen können sie die Diagnose einer *isolierten* RBD stellen. Zudem ergibt die Anamnese eine Tagesschläfrigkeit, Obstipation und beginnende erektile Dysfunktion. Der Patient habe nie geraucht, trinke täglich Kaffee und betätige sich nur sehr selten sportlich. In der gezielten Untersuchung fällt eine orthostatische Hypotension auf, für die der Patient jedoch nur milde Symptome angibt. Die übrigen Befunde (transkranielle Sonographie, MDS-UPDRS-III, Sniffin' Sticks) sind unauffällig.

Bei Wiedervorstellung nach der Untersuchung im Schlaflabor wird der Patient darüber aufgeklärt, dass eine iRBD vorliegt. Da der Patient ausdrücklich Informationen wünscht, erläutern Sie ihm, dass er sich mit sehr hoher Wahrscheinlichkeit in der prodromalen Phase der PK befindet (nach MDS-Kriterien wäre von einem Risiko von 91,8 % auszugehen). Mit dem Patienten werden offen aktuell noch bestehende prognostische Unsicherheiten, aber auch Chancen der Früherkennung (symptomatische Therapie, frühe Diagnose und gezielte Therapie bei voller klinischer Manifestation der PK, Lebensstil-Veränderungen, mögliche Studienteilnahme) besprochen. Er wird über notwendige Allgemeinmaßnahmen (Schaffen einer sicheren Schlafumgebung) aufgeklärt und es wird in Rücksprache mit dem Patienten, der eine symptomatische Therapie wünscht, zunächst eine

Therapie mit Melatonin begonnen (siehe auch Abschn. 4.1.1). Hinsichtlich der begleitend vorliegenden Obstipation erhält er Empfehlungen zu stuhlfördernden Maßnahmen (ballaststoffreiche Ernährung, ausreichende Flüssigkeitszufuhr, regelmäßige Bewegung), für die mild ausgeprägte orthostatische Dysfunktion werden allgemeine Maßnahmen (Aktivierung der Muskelpumpe, ausreichende Trinkmenge) empfohlen. Bezüglich der erektilen Dysfunktion empfehlen Sie eine ergänzende Vorstellung beim Urologen. Der Patient wird über die Möglichkeit, seinen Krankheitsverlauf selbst positiv zu beeinflussen umfangreich aufgeklärt (siehe auch Kap. 7). Da noch keine motorischen Symptome vorliegen, ergibt sich aktuell keine Indikation für eine dopaminerge Medikation. Regelmäßige klinische Verlaufskontrollen werden vereinbart, darüber hinaus wird der Patient über die Möglichkeit einer Teilnahme an klinischen Studien informiert.

Kommentar: Dieses Fallbeispiel zeigt mehrere wichtige Aspekte der Früherkennung auf. Bisher werden Patienten mit iRBD häufig nicht an die entsprechenden Fachdisziplinen (Neurologie oder Schlafmedizin) weitergeleitet, da das Krankheitsbild noch wenig bekannt ist. Da schwerwiegende Komplikationen (im Besonderen Verletzungen) durchaus möglich sind, ist eine rechtzeitige Diagnose und symptomatische Behandlung jedoch klinisch relevant. Zudem zeigt dieses Fallbeispiel das Dilemma auf, dass der Zeitpunkt der Konversion bislang nicht vorhergesagt werden kann und es kein Angebot einer krankheitsmodifizierenden pharmakologischen Therapie gibt. Besonderer Fokus liegt bei der Aufklärung somit auf der Selbstwirksamkeit (also die Option, durch Ernährung und Sport den Krankheitsverlauf positiv zu beeinflussen). Regelmäßige Wiedervorstellungen erlauben einen frühen, patientenzentrierten und individuellen Therapiebeginn.

Biomarker

5

Die PK wurde viele Jahre klinisch auf Grundlage der motorischen Kardinalsymptome diagnostiziert, wobei u. a. die Vielzahl nicht-motorischer Symptome wenig berücksichtigt wurde. Die 2015 neu definierten MDS-Diagnosekriterien beinhalten nun zwar u. a. auch die Erhebung von nicht-motorischen Symptomen, sind jedoch weiterhin primär klinische Diagnosekriterien (Postuma et al., 2015). Die raschen technischen Entwicklungen zu neuen Biomarkern der letzten Jahre lassen eine Neudefinition der Diagnosekriterien für die PK in Kürze erwarten (Cardoso et al., 2023) (Chahine et al., 2023; Höglinger et al., 2024). Der Einsatz von Biomarkern wird dabei in Zukunft wahrscheinlich nicht nur die Diagnosestellung in der klinischen Phase verändern, sondern auch eine frühere Diagnose in der prodromalen und ggf. auch präklinischen Phase ermöglichen. Ziel ist es hierbei, die PK möglichst früh und mit größtmöglicher diagnostischer Sicherheit festzustellen. Abb. 5.1 stellt dar, welche Biomarker in welcher Phase von besonderer Bedeutung sind bzw. sein könnten. Im Folgenden wird jeweils ein Überblick über die verschiedenen Subtypen der Biomarker gegeben.

5.1 Biomarker aus Blut und Liquor

Bei der Suche nach Biomarkern aus Blut oder Liquor für die frühe Diagnose der PK gab es in den letzten Jahren große Fortschritte. Bislang größtes Potenzial zeigen dabei Techniken zur Detektion und Amplifikation von pathologischem α-Syn in verschiedenen Biomaterialien. Fehlgefaltetes α-Syn kann mittels Seeding-Amplifikations-Assays (SAAs, RT-QuIC oder PMCA), die ursprünglich zur Diagnostik von Prionenerkrankungen entwickelt wurden und den eingangs genannten

H. Knacke und E. Schäffer, *Die Prodromalphase der Parkinson-Krankheit*, essentials, https://doi.org/10.1007/978-3-662-68990-5_5

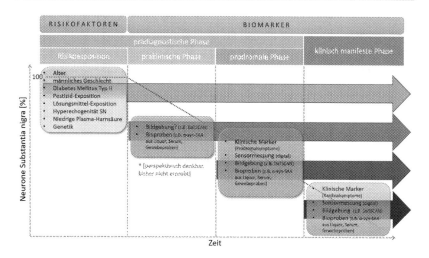

Abb. 5.1 Biomarker im zeitlichen Verlauf der Parkinson-Krankheit. Abkürzungen: SN = Substantia nigra, DaTScan = Dopamin-Transporter-Szintigraphie, α-syn-SAA = α-Synuclein-Seeding-Amplifikations-Assay

Seeding-Effekt von pathologischem α-Syn nutzen, aus Körperflüssigkeiten und Gewebeproben nachgewiesen werden (Grossauer et al., 2023). Besonders vielversprechend zeigten sich dabei α-Syn-SAAs aus Liquor, mit denen bereits jetzt mit hoher Sensitivität und Spezifität Parkinsonpatienten von Gesunden unterschieden werden können (Groveman et al., 2018; Poggiolini et al., 2022; Russo et al., 2021; Siderowf et al., 2023). Erste Studien zeigen zudem auf, dass die Amplifikation von α-Syn aus Liquor bereits in der Prodromalphase gelingt. Einer aktuellen Meta-Analyse entsprechend können mit α-Syn-Seeding-Amplifikations-Assays aus Liquor Individuen in Prodromalstadien von Synucleinopathien mit einer Sensitivität von 74 % und Spezifität 93 % von nicht Erkrankten unterschieden werden (Grossauer et al., 2023). In einer longitudinalen Studie (Iranzo et al., 2021) konnte bei Individuen mit iRBD fehlgefaltetes α-Syn im Liquor mit einer Sensitivität und Spezifität von 90 % detektiert werden. Der Nachweis war mit einem erhöhten Risiko für die baldige Manifestation der PK oder der Lewy-Körperchen-Demenz assoziiert – 97 % der Probanden, bei denen sich die Krankheit im Beobachtungszeitraum (ca. 7 Jahre) manifestierte, waren bei Erstuntersuchung bereits α-Syn positiv.

Darüber hinaus gelang es in den letzten Jahren erstmals pathologisches α-Syn aus dem Blut von PK-Patienten zu isolieren. Verwendet wurde hierfür zum einen die Extraktion und Amplifikation von α-Syn aus neuronalen Vesikeln (Kluge et al., 2022), sowie eine Immunpräzipitations-Technik (Okuzumi et al., 2023). In beiden Studien zeigte sich eine hohe Sensitivität und Spezifität in Abgrenzung von Parkinsonpatienten zu gesunden Kontrollprobanden. Betroffene in der Prodromalphase (iRBD-Patienten) wurden bisher nur in einer kleinen Gruppe untersucht, hier zeigten 4 von 9 Patienten einen positiven Assay (44 %) (Okuzumi et al., 2023). Die Aussagekraft des α-Syn-SAAs aus Blut in der Prodromalphase kann also noch nicht abschließend abgeschätzt werden (Borsche & Berg, 2023).

Zusammenfassend weisen die sogenannten „liquid biomarker" aus Blut oder Liquor bereits jetzt eine hohe Sensitivität und Spezifität für die Diagnose der PK auf, und eine Nutzung im klinischen Alltag ist zu erwarten. Ob diese Biomarker in Zukunft auch zur Detektion von Individuen in Prodromalstadien angewandt werden, ist noch abzuwarten, es ist jedoch davon auszugehen, dass der Einsatz von Biomarkern die Frühdiagnose, Stadieneinteilung und Klassifikation der PK entscheidend beeinflussen wird (Chahine et al., 2023; Höglinger et al., 2024).

5.2 Biomarker aus Gewebe

Pathologisches αSyn lässt sich auch aus Gewebeproben nachweisen; hierzu zählen Biopsien aus der Haut, aus Speicheldrüsen (Glandula submandibularis und parotis, kleine Speicheldrüsen), aus dem Magen-Darm-Trakt und aus olfaktorischem Epithel. In einer Metaanalyse von 41 Fall-Kontroll-Studien konnte gezeigt werden (Tsukita et al., 2019), dass der Nachweis von phosphoryliertem αSyn aus Hautbiopsien im Vergleich mit anderen Gewebeproben am besten für die Identifikation von Parkinsonpatienten geeignet ist (mit einer gepoolten Sensitivität von 76 % und Spezifität von 100 %). Für Proben aus der Glandula submandibularis lagen die entsprechenden Werte bei 66 %/96 %, aus den kleinen Speicheldrüsen bei 42 %/94 % und für Gastrointestinaltrakt-Biopsien bei 43 %/82 %. Die Autoren betonen, dass die Studienlage mit einer meist geringen Probandenzahl sowie unterschiedlichen Methoden (unterschiedlichen αSyn-Antikörpern) und untersuchten Geweben sehr inhomogen ist. Für die Identifikation von Patienten in der Prodromalphase der PK wurden bislang nur Individuen mit iRBD untersucht, wobei vor allem die Amplifikation von αSyn in der Haut eine hohe Sensitivität und Spezifität aufwies (Kuzkina et al., 2023; Stefani et al., 2021).

Angesichts der raschen Entwicklung sowie hohen Sensitivität und Spezifität der Liquor- und Blutmarker, ist bislang noch unklar, welchen Stellenwert αSyn-Amplifikations-Assays aus verschiedenen Geweben in den nächsten Jahren einnehmen werden. Da hiermit jedoch eine periphere αSyn-Pathologie nachgewiesen werden kann, könnten Gewebebiopsien einen wichtigen Beitrag zum besseren

Verständnis möglicher Ausbreitungs-Subtypen der Erkrankung (s. auch 2.2.1, „Body-First"/„Brain-First"-Hypothese) leisten.

5.3 Bildgebung

Die Degeneration dopaminerger Neurone ist ein wesentlicher pathophysiologischer und diagnostischer Faktor der PK. Da bei klinischer Diagnosestellung bereits über 50 % der dopaminergen Neurone degeneriert sind, haben bildgebende Verfahren ein großes Potenzial diese fortschreitende Neurodegeneration bereits vorher – in der Prodromalphase – darzustellen. Neben der „direkten" Darstellung des nigrostriatalen Systems mittels Dopamin-PET/SPECT, gibt es weitere vielversprechende bildgebende Methoden, die auf das Vorliegen einer prodromalen PK hindeuten können. Hierzu zählen das ^{18}F-Fluorodeoxyglucose (F-FDG)-PET, welches bei iRBD-Patienten parkinsonähnliche spezifische „metabolic patterns" (Aktivitätsmuster) zeigte (Meles et al., 2018; Shin et al., 2021). Des Weiteren werden für die iRBD charakteristische MRT-Veränderungen diskutiert, hierzu zählen unter anderem i) das Fehlen der dorsalen nigralen Hyperintensität im suszeptibilitätsgewichteten (SWI) MRT der SN, ii) das Fehlen des Neuromelanin-Signals in einer modifizierten T1-Sequenz der SN und des Locus coeruleus, iii) regionale kortikale Atrophien oder eine Vergrößerung des Hippocampus im strukturellen MRT, iv) eine Verringerung des Verhältnisses von Cholin/Kreatin und N-Acetylaspartat/Cholin im pontinen Tegmentum in Spektroskopie-Sequenzen sowie v) heterogene Befunde im diffusionsgewichteten MRT (Grimaldi et al., 2023). Im resting-state-fMRT konnte eine reduzierte Konnektivität der Basalganglien gezeigt werden (trotz nur gering fortgeschrittener nigrostriataler Denervation) (Rolinski et al., 2016). Darüber hinaus können bildgebende Techniken wie die MIBG-Szintigraphie des Herzens und das ^{11}C-Donepezil PET/ CT des Darmes als Marker für eine Beteiligung des autonomen Nervensystems (auch in der Prodromalphase) genutzt werden (Knudsen et al., 2018).

5.4 Digitale Biomarker

Der Übergang von normalen Alterungsprozessen zu pathologischen Veränderungen der Motorik ist in der Frühphase der PK nicht immer leicht zu erkennen. Frühe Symptome können dezente Veränderungen wie eine reduzierte Mimik, Veränderungen der Stimme sowie des Gangmusters mit reduziertem

Armschwung sein (Lim et al., 2022). Im Zeitalter der Smartphones und Smartwatches werden die alltäglich gesammelten Daten dieser Geräte wie Bewegungsaufzeichnung, Videos, Stimmaufzeichnung und Tipp-/Bediengeschwindigkeit auch für das Erkennen einer (prodromalen) PK getestet. Kürzlich konnte gezeigt werden, dass die Bewegungsmessung mit Sensoren am Handgelenk (ähnlich zu Smartwatches) sowohl als Biomarker für die manifeste PK als auch für die Prodromalphase (bis zu 7 Jahre vor Diagnose) dienen kann (Schalkamp et al., 2023). Eine Forschergruppe aus Taiwan nutzte die automatische Erfassung von Gesichts- und Stimmmerkmalen aus Smartphone-Videos, um Parkinson-Patienten im Frühstadium von älteren Kontrollpersonen zu unterscheiden (Lim et al., 2022). Auch für iRBD-Patienten konnten bereits signifikante Veränderungen des Sprechens im Vergleich zu Gesunden nachgewiesen werden (Jeancolas et al., 2022).

Die Anwendung einer sensorbasierten Bewegungsanalyse im Alltag und häuslichen Umfeld hat insgesamt großes Potenzial, motorische Veränderungen deutlich früher zu detektieren als bei einer einmaligen Messung im klinischen Umfeld (Schalkamp et al., 2023). Auch für die medikamentöse Therapieoptimierung im Verlauf der Erkrankung werden Bewegungssensoren und Smartwatch-basierte Technologien erprobt (Hadley et al., 2021). Für die klinische Anwendung zur frühen Diagnose der PK bieten sie vielversprechende Möglichkeiten, bevor sie jedoch routinemäßig nutzbar sein werden, braucht es weitere Validierungsstudien.

5.5 Differentialdiagnose in der Prodromalphase

Wie bereits beschrieben, ist eine der Herausforderungen der Parkinson-Früherkennung, dass Individuen mit iRBD im Verlauf nicht nur eine PK, sondern auch eine Lewy-Körperchen-Demenz oder Multisystematrophie entwickeln können. Die Vorhersage bzw. Frühdiagnose der beiden letzteren Erkrankungen ist aufgrund Ihrer Schwere und vergleichsweise sehr ungünstigen Prognose dabei von besonderer Signifikanz für Betroffene und Angehörige. Bislang existieren aus longitudinalen Studien nur wenige Hinweise, wie bereits in der Prodromalphase der Erkrankung zwischen diesen verschiedenen α-Synucleinopathien differenziert werden kann (Postuma et al., 2019). Hinweisend auf eine MSA kann beispielsweise das Fehlen einer Hyposmie bei Diagnose einer iRBD sein, wichtigster Hinweis für die Entwicklung einer Lewy-Körperchen-Demenz ist das frühe Auftreten kognitiver Defizite, v. a. mit Einschränkungen von Aufmerksamkeit, Exekutivfunktion und Visuoperzeption. Für die Lewy-Körperchen-Erkrankung wurden bereits (analog zu den MDS Kriterien für die PK) Forschungs-Kriterien zur prodromalen Diagnose entwickelt (McKeith et al., 2020), auch für die Multisystematrophie wurden erste Kriterien für eine prodromale Diagnose definiert (Wenning et al., 2022). Bei bislang noch sehr geringem Wissenstand sollte eine mögliche Differenzierung unterschiedlicher α-Synucleinopathien in der Prodromalphase sowohl in der Forschung als auch im klinischen Alltag nur mit viel Vorsicht diskutiert werden.

Ethische Aspekte

Mit den rasch fortschreitenden Möglichkeiten zur Früherkennung von neurodegenerativen Erkrankungen wie der PK ergeben sich neue ethische Implikationen – eine mögliche Belastung der Betroffenen durch die Früherkennung muss berücksichtigt werden. Bislang existiert vor allem für Individuen ohne iRBD noch eine große prognostische Unsicherheit, da die individuelle Risiko-Berechnung lediglich auf Wahrscheinlichkeiten beruht – das genaue Risiko für das Vorliegen einer prodromalen PK und der Zeitpunkt der Konversion können noch nicht bestimmt werden. An dieser Stelle liegt die Hoffnung erneut auf Biomarkern wie α-Syn-SAAs, welche die diagnostische Sicherheit in Zukunft sicher erhöhen werden. Aber auch hierfür existieren noch keine Richtlinien, wer, wann, wo und von wem in Zukunft eine Biomarker-Testung erhalten soll. Zudem gibt es aktuell noch keine kausale pharmakologische Therapie, die das Fortschreiten der Neurodegeneration verlangsamen oder aufhalten kann. Betroffene sind also der Information einer möglicherweise bevorstehenden, schwerwiegenden neurodegenerativen Erkrankung ausgesetzt, ohne gleichzeitig ein medikamentöses Therapieangebot zu erhalten. Während im Alzheimer-Bereich schon seit Jahren eine lebhafte ethische Diskussion zur prodromalen/präklinischen Diagnostik existiert (Schicktanz et al., 2014; van der Schaar et al., 2022, 2023), wurden für die PK erst in den letzten wenigen Jahren Studien publiziert, die sich dem ethischen Dilemma einer prodromalen Diagnose widmen. Bislang konnte in Befragung von klinisch und prodromal Erkrankten sowie internationalen Experten eruiert werden, dass eine Aufklärung über eine bevorstehende PK für Individuen mit iRBD empfehlenswert ist – vorausgesetzt natürlich es besteht der Wunsch nach Aufklärung bei den Betroffenen (Gossard et al., 2023; Kayis et al., 2023; Pérez-Carbonell et al., 2023; Schaeffer et al., 2021; Schaeffer, Rogge, et al., 2020; Teigen et al., 2021). Essenziell für eine frühe Diagnosestellung ist jedoch, dass

H. Knacke und E. Schäffer, *Die Prodromalphase der Parkinson-Krankheit*, essentials, https://doi.org/10.1007/978-3-662-68990-5_6

Empfehlungen zur Selbstwirksamkeit (Anleitung zu Lebensstil-Veränderungen) ausgesprochen sowie regelmäßige Verlaufskontrollen, Beratung und Begleitung angeboten werden. Wie bereits oben erwähnt, wurde der Umgang mit Biomarker-Erhebungen und deren Ergebnismitteilung noch nicht (ausreichend) diskutiert, wird aber in Zukunft von entscheidender Bedeutung sein. Bislang noch erhebliche Unsicherheiten bestehen zudem in der Risikoaufklärung für Individuen ohne iRBD sowie im Umgang mit der Information möglicherweise bevorstehender anderer Synucleinopathien bei iRBD-Patienten.

Dem gegenüber steht der große Bedarf an weiteren Studien mit Prodromalkohorten und die Notwendigkeit, Betroffene zu rekrutieren. Dies geschieht meist über Flyer-, Plakate, Zeitungsinserate oder Beiträge im Fernsehen. Auch wächst das mediale Interesse, sodass Artikel zu dem Thema erscheinen. So werden zwangsläufig Symptome genannt, die als Frühsymptome bekannt sind (zum Beispiel Hyposmie oder Obstipation) - Betroffene stoßen möglicherweise unfreiwillig auf diese Informationen und werden auf die Bedeutung ihrer Symptome hingewiesen. Es ist also von besonderer Bedeutung, sich auch der medialen Verantwortung bewusst zu sein, die Symptome und die Merkmale in den wissenschaftlichen Hintergrund einzuordnen und die Betroffenen im persönlichen Kontakt gut zu begleiten.

Prävention durch nicht-medikamentöse Maßnahmen

7

Die Evidenz für den positiven Einfluss eines „gesunden Lebensstils" auf den Krankheitsverlauf bei Parkinson ist eindrücklich. Sowohl bestimmte regelmäßige körperliche Aktivität als auch Aspekte der Ernährung können den Krankheitsverlauf positiv beeinflussen und das Risiko für die Erkrankung senken.

7.1 Sport und körperliche Aktivität

Eine Vielzahl von Studien konnte einen positiven Effekt von verschiedenen Trainingsformen auf motorische und nicht-motorische Symptome bei klinisch Parkinson-Erkrankten ableiten (Nuic et al., 2024; Schenkman et al., 2018; Tsukita et al., 2022; van der Kolk et al., 2019). Hieraus lässt sich ein positiver *rehabilitativer* Effekt ableiten, insbesondere für die Symptome, die weniger gut mit Medikamenten zu behandeln sind. Über die Rehabilitation hinaus wächst auch die Evidenz für einen positiven *verlaufsmodifizierenden* Effekt von regelmäßiger Bewegung mit hohem körperlichen Aktivitätslevel im Alltag (Xu et al., 2010; Yang et al., 2015). Hierbei beeinflusst insbesondere die langfristige Aufrechterhaltung des Aktivitätslevels (die alltägliche Gewohnheit) den klinischen Verlauf der Parkinsonkrankheit, wobei der krankheits- und altersbedingte Abbau eine besondere Herausforderung bedeutet (Tsukita et al., 2022). Tsukita et al. betonen, wie wichtig es ist, Betroffene in der täglichen klinischen Praxis zu unterstützen und zu motivieren, damit sie ihr Aktivitätsniveau beibehalten können – hierbei ist die intrinsische Motivation, d. h. die Überzeugung, durch die hohe Aktivität selbst etwas erreichen zu können, besonders bedeutsam (Schootemeijer et al., 2020).

Neben dem verlaufsmodifizierenden Effekt bei bereits bestehender Erkrankung konnte zudem gezeigt werden, dass regelmäßige moderate bis intensive

H. Knacke und E. Schäffer, *Die Prodromalphase der Parkinson-Krankheit,* essentials, https://doi.org/10.1007/978-3-662-68990-5_7

körperliche Aktivität ab dem mittleren Erwachsenenalter (ca. 35 Jahren) das Risiko für eine zukünftige PK um bis zu 50 % senken kann (H. Chen et al., 2005; Thacker et al., 2008; Xu et al., 2010) - bereits ab 6 h Bewegung im Haushalt und Berufsverkehr pro Woche zeigt sich ein relevanter Effekt (Yang et al., 2015). Als ursächlich für den positiven Effekt wird für körperliche Aktivität ein neuroprotektiver Effekt angenommen (H. Chen et al., 2005), unter anderem vermittelt durch die vermehrte Ausschüttung von *brain-derived neurotrophic factor* und anderen Wachstumsfaktoren, welche Neuroplastizität und das Überleben dopaminerger Neurone begünstigen (H. Chen et al., 2005; Xu et al., 2010). Auch anti-inflammatorische Effekte (wie beispielsweise die Inhibition der Aktivierung von Mikroglia und die Herunterregulierung pro-inflammatorischer Cytokine) sowie eine Reduktion von oxidativem Stress werden diskutiert (de Sousa et al., 2017; Mee-inta et al., 2019). Zudem wird angenommen, dass der Dopaminumsatz durch Herunterregulation der Dopamintransporter verringert wird und die dopaminergen Neurone so weniger anfällig für neurotoxische Substanzen werden (Xu et al., 2010). Insgesamt aktiviert körperliche Aktivität das dopaminerge System und erhöht die Verfügbarkeit von Dopamin im Striatum, möglicherweise durch eine funktionelle Verstärkung der vesikulären Dopaminfreisetzung oder eine Erhöhung der D2-Rezeptoren (H. Chen et al., 2005; Yang et al., 2015). Vor allem starke körperliche Betätigung führt außerdem zu einer Erhöhung des Harnsäure-Spiegels im Plasma, was als endogenes Antioxidans sowohl mit einem erniedrigten Erkrankungsrisiko als auch mit einer langsameren Krankheitsprogression in Verbindung gebracht wird (Xu et al., 2010).

Trotz dieser umfassenden Studienlage zur Risikoreduktion und zur Symptomverbesserung/ Krankheitsmodifikation in der klinischen Phase der PK wurden bislang keine Trainings-Interventionsstudien für die prodromale PK publiziert. Gerade unter Berücksichtigung der oben genannten ethischen Implikationen der Früherkennung sollte es daher wichtiges Ziel zukünftiger Forschungsarbeiten sein, eine Evidenzbasis für die Wirksamkeit von körperlichem Training zur Krankheitsmodifikation in der Prodromalphase zu schaffen. Als langfristiges Ziel gilt – insbesondere bei noch fehlendem pharmakologischen Therapieangebot – Trainingsangebote für prodromale Parkinsonpatienten im klinischen Alltag zu etablieren.

Zusammenfassend wirkt sich regelmäßige körperliche Aktivität somit nicht nur positiv auf den Krankheitsverlauf aus, sie reduziert auch signifikant das Risiko, überhaupt an Parkinson zu erkranken. Trotz bislang fehlender Evidenzbasis für eine Krankheitsmodifikation in der Prodromalphase der Erkrankung kann basierend auf der pathophysiologischen und klinischen Evidenz abgeleitet werden, dass auch Betroffene in der Prodromalphase durch regelmäßiges körperliches Training selbst etwas für den Krankheitsverlauf tun und damit möglicherweise die Manifestation der Parkinsonsymptome verzögern können.

7.2 Ernährung

Für die gesunde Ernährung wird im klinischen Alltag Fachdisziplin-übergreifend insbesondere eine mediterrane Diät empfohlen. Sie ist gekennzeichnet durch viel Gemüse, Hülsenfrüchte, Obst und Getreide sowie einen hohen Anteil an ungesättigten Fettsäuren (wie in Olivenöl) im Vergleich zu gesättigten Fettsäuren. Fisch wird in moderaten Mengen konsumiert, Milchprodukte, Fleisch und Geflügel in nur geringen Mengen (Alcalay et al., 2012). Diese Ernährungsweise wird auch mit verschiedenen neuroprotektiven Mechanismen in Verbindung gebracht, hierunter antiinflammatorische und antioxidative Prozesse, sowie mit einem positiven Einfluss auf die Darm-Mikrobiom-Hirn-Achse (Yin et al., 2021). Mehrfach konnte belegt werden, dass eine mediterrane Diät (im mittleren Lebensalter) mit einem reduzierten Risiko assoziiert ist, an Parkinson zu erkranken und falls doch, ein späteres Erkrankungsalter begünstigt (Alcalay et al., 2012; Yin et al., 2021). Auch das Risiko für eine prodromale PK ist bei Einhalten einer möglichst mediterranen Diät reduziert (Maraki et al., 2019). Eine besondere Rolle wird hierbei den pflanzlichen Polyphenolen zugeschrieben, welche zum Beispiel in Beeren, nativem Olivenöl, Rotwein und grünem Tee vorkommen (Gardener & Caunca, 2018). Zudem hat in den letzten Jahren die vergleichbare, sogenannte nordische Diät („Baltic Sea Diet") an Bedeutung gewonnen (Jafari & Behrouz, 2023) (siehe Abb. 7.1), die als eine lokale Adaptation der mediterranen Diät auch in nordeuropäischen Ländern sinnvoll genutzt werden kann. Dem gegenüber steht die sogenannte „westliche Diät", gekennzeichnet durch hochfrequenten Konsum ultraprozessierter Lebensmittel, mit einem hohen Gehalt an Fett, Zucker, Salz und Zusatzstoffen, bei geringem Vorkommen von Ballaststoffen und Polyphenolen (Więckowska-Gacek et al., 2021). Diese Ernährungsweise ist sowohl mit systemisch proinflammatorischen Prozessen, als auch mit Veränderungen des enteralen Mikrobioms, einer gestörten Darmbarriere und oxidativem Stress assoziiert (Więckowska-Gacek et al., 2021; Zapała et al., 2022).

Es gibt Studien, die darauf hindeuten, dass sich auch die Einhaltung einer ketogenen Diät positiv auf einige Parkinson-Symptome auswirken kann. Die Ernährungsform ist dadurch gekennzeichnet, dass durch eine kohlenhydratarme und dafür fettreiche Ernährung ein ketogener Zustand bei den Konsumenten gefördert

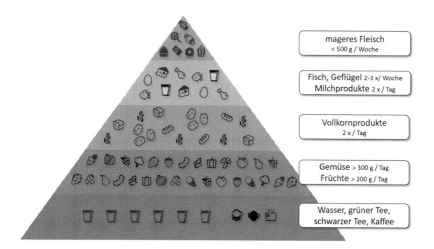

mageres Fleisch
< 500 g / Woche

Fisch, Geflügel 2-3 x/ Woche
Milchprodukte 2 x / Tag

Vollkornprodukte
2 x / Tag

Gemüse > 300 g / Tag
Früchte > 200 g / Tag

Wasser, grüner Tee,
schwarzer Tee, Kaffee

Abb. 7.1 Empfehlungen zur neuroprotektiven Ernährung. Ernährungspyramide anhand der Nordic Diet, modifiziert nach (Jafari & Behrouz, 2023)

wird, was anti-oxidative und anti-inflammatorische Effekte sowie die vermehrte Ausschüttung neuroprotektiver Faktoren bewirken kann (Włodarek, 2019). Es gibt bisher keine Evidenz, inwiefern eine ketogene Diät zur Risikoreduktion oder Krankheitsmodifikation in der Prodromalphase hilfreich wäre, wobei auch die langfristigen Auswirkungen auf den Ernährungszustand und die Lebensqualität der Patienten zu berücksichtigen wären, gerade vor dem Hintergrund, dass es im Krankheitsverlauf häufig zu einer Mangelernährung kommt (Knight et al., 2022). Zudem ist für nachhaltige Effekte einer bestimmten Ernährungsweise die langfristige Umsetzung essenziell, was bei einer konsequenten ketogenen Diät eine Herausforderung darstellt.

Es gibt Hinweise, dass ein gesteigerter Verzehr von Milchprodukten mit einem erhöhten Parkinson-Risiko verbunden ist, allerdings scheint die Art des Milchproduktes hierbei Einfluss zu haben (Alcalay et al., 2012; Knight et al., 2022): Fettarme Milchprodukte zeigten einen Zusammenhang mit einem gesteigerten Risiko, fettreiche Milchprodukte mit einem verringerten Risiko.

Zusammenfassend kann festgehalten werden, dass eine pflanzenbasierte, ballaststoff- und polyphenolreiche Ernährung inflammatorische Prozesse hemmt und Nervenzellen schützt, wohingegen die „westliche" Ernährung vermutlich

Nervenzelluntergang und Inflammation fördert. Die Ernährungsweise kann damit sowohl für Risikoreduktion als auch Krankheitsmodifikation in der Prodromalphase relevant sein.

7.3 Schlaf und Neuroregeneration

Während des Schlafes sind einige Mechanismen, die einen neuroprotektiven bzw. regenerativen Effekt haben können, besonders aktiv. Hierzu zählt das oben beschriebene glymphatische System, das seine Clearance-Funktion vor allem im Tiefschlaf entfaltet (Eide et al., 2021). Hieraus kann abgeleitet werden, dass ein ausreichend langer und tiefer Schlaf sich positiv auf die neuronale Homöostase auswirkt und unter anderem den Abtransport von α-Syn und neurotoxischen Metaboliten fördert. Außerdem spielt der Schlaf auch für die synaptische Plastizität und die synaptische Homöostase eine entscheidende Rolle (Caverzasio et al., 2018). Dass die Manifestation der klinischen Kardinalsymptome erst bei Degeneration von >60 % der dopaminergen Neurone in der SN auftreten, deutet beispielsweise auf eine beeindruckende ausgleichende synaptische Plastizität im Zeitraum der präklinischen- und Prodromalphase hin. Schlafstörungen werden (auch über die RBD hinaus) als potenzielle Risiko- und Progressionfaktoren für die prodromale und klinische Parkinsonkrankheit diskutiert (Bohnen & Hu, 2019; Lysen et al., 2019). Bisher gibt es keine klinischen Studien, die untersucht haben, ob bei Individuen mit prodromalem Parkinson eine bessere Schlafqualität bzw. längere Schlafdauer zu einem späteren Manifestationszeitpunkt der klinischen Parkinsonkrankheit führt. Eine besondere Herausforderung scheint hierbei das Vorliegen der iRBD zu sein – diese führt zu einer Beeinträchtigung des Schlafes und ist mit einer beeinträchtigten Funktion des glymphatischen Systems assoziiert (Lee et al., 2022; Si et al., 2022), was wiederum die Akkumulation von α-Syn und neurotoxischen Substraten verstärken und so zur gegenseitigen Aggravierung der Prozesse führen könnte.

Was Sie aus diesem *essential* mitnehmen können

- Die Pathophysiologie der Erkrankung ist nicht abschließend verstanden. Es muss von einer multifaktoriellen Genese ausgegangen werden, bei der unterschiedliche Mechanismen individuell gewichtet eine Rolle spielen. Bei weltweit rasch steigenden Fallzahlen wird neben der Zunahme der Alterung der Gesellschaften ein zusätzlicher Einfluss von Umwelteinflüssen und Lebensstil-Veränderungen diskutiert.
- Die Prodromalphase präsentiert sich sehr inhomogen, anhand der Kombination von Risikofaktoren und Prodromal-Markern kann das individuelle Risiko für das Vorliegen einer prodromalen Parkinson-Krankheit (PK) abgeschätzt werden.
- Die prodromalen Symptome können für die Betroffenen sehr belastend sein und die Lebensqualität früh einschränken, was eine spezialisierte Therapie erforderlich machen kann, das gilt insbesondere (aber nicht nur) für die REM-Schlaf-Verhaltensstörung.
- Für die Frühdiagnostik gibt es vielversprechende Biomarker aus Serum, Liquor und Gewebeproben, die großes Potenzial haben, zukünftig die diagnostische Sicherheit zu erhöhen.
- Der wesentliche Faktor bei der Risikoaufklärung ist die Selbstwirksamkeit, da der Krankheitsverlauf mit einer Umstellung des Lebensstils beeinflusst werden kann. Darüber hinaus muss das individuelle Recht auf Nicht-Wissen berücksichtigt werden.

© Der/die Herausgeber bzw. der/die Autor(en), exklusiv lizenziert an Springer-Verlag GmbH, DE, ein Teil von Springer Nature 2024
H. Knacke und E. Schäffer, *Die Prodromalphase der Parkinson-Krankheit*,
essentials, https://doi.org/10.1007/978-3-662-68990-5

Literatur

Adler, C. H., & Beach, T. G. (2016). Neuropathological Basis of Non-Motor Manifestations of Parkinson's Disease. *Movement disorders : Official journal of the Movement Disorder Society, 31*(8), 1114–1119. https://doi.org/10.1002/mds.26605

Albin, R., & Grotewold, N. (2023). What is the Parkinson Pandemic? *Movement Disorders: Official Journal of the Movement Disorder Society.* https://doi.org/10.1002/mds.29637

Alcalay, R. N., Gu, Y., Mejia-Santana, H., Cote, L., Marder, K. S., & Scarmeas, N. (2012). The association between Mediterranean diet adherence and Parkinson's disease. *Movement Disorders, 27*(6), 771–774. https://doi.org/10.1002/mds.24918

Arotcarena, M.-L., Dovero, S., Prigent, A., Bourdenx, M., Camus, S., Porras, G., Thiolat, M.-L., Tasselli, M., Aubert, P., Kruse, N., Mollenhauer, B., Trigo Damas, I., Estrada, C., Garcia-Carrillo, N., Vaikath, N. N., El-Agnaf, O. M. A., Herrero, M. T., Vila, M., Obeso, J. A., … Bezard, E. (2020). Bidirectional gut-to-brain and brain-to-gut propagation of synucleinopathy in non-human primates. *Brain: A Journal of Neurology, 143*(5), 1462–1475. https://doi.org/10.1093/brain/awaa096

Beach, T. G., Adler, C. H., Sue, L. I., Shill, H. A., Driver-Dunckley, E., Mehta, S. H., Intorcia, A. J., Glass, M. J., Walker, J. E., Arce, R., Nelson, C. M., & Serrano, G. E. (2021). Vagus Nerve and Stomach Synucleinopathy in Parkinson's Disease, Incidental Lewy Body Disease and Normal Elderly Subjects: Evidence Against the "Body-First" Hypothesis. *Journal of Parkinson's disease, 11*(4), 1833–1843. https://doi.org/10.3233/JPD-212733

Beavan, M., McNeill, A., Proukakis, C., Hughes, D. A., Mehta, A., & Schapira, A. H. V. (2015). Evolution of prodromal clinical markers of Parkinson disease in a GBA mutation-positive cohort. *JAMA Neurology, 72*(2), 201–208. https://doi.org/10.1001/jamaneurol.2014.2950

Berg, D., Borghammer, P., Fereshtehnejad, S.-M., Heinzel, S., Horsager, J., Schaeffer, E., & Postuma, R. B. (2021). Prodromal Parkinson disease subtypes—Key to understanding heterogeneity. *Nature Reviews Neurology, 17*(6), 349–361. https://doi.org/10.1038/s41582-021-00486-9

Berg, D., Postuma, R. B., Adler, C. H., Bloem, B. R., Chan, P., Dubois, B., Gasser, T., Goetz, C. G., Halliday, G., Joseph, L., Lang, A. E., Liepelt-Scarfone, I., Litvan, I., Marek, K., Obeso, J., Oertel, W., Olanow, C. W., Poewe, W., Stern, M., & Deuschl, G.

(2015). MDS research criteria for prodromal Parkinson's disease. *Movement Disorders: Official Journal of the Movement Disorder Society, 30*(12), 1600–1611. https://doi.org/10.1002/mds.26431

Berg, D., Postuma, R. B., Bloem, B., Chan, P., Dubois, B., Gasser, T., Goetz, C. G., Halliday, G. M., Hardy, J., Lang, A. E., Litvan, I., Marek, K., Obeso, J., Oertel, W., Olanow, C. W., Poewe, W., Stern, M., & Deuschl, G. (2014). Time to redefine PD? Introductory statement of the MDS Task Force on the definition of Parkinson's disease. *Movement Disorders: Official Journal of the Movement Disorder Society, 29*(4), 454–462. https://doi.org/10.1002/mds.25844

Bohnen, N. I., & Hu, M. T. M. (2019). Sleep Disturbance as Potential Risk and Progression Factor for Parkinson's Disease. *Journal of Parkinson's Disease, 9*(3), 603–614. https://doi.org/10.3233/JPD-191627

Boktor, J. C., Sharon, G., Verhagen Metman, L. A., Hall, D. A., Engen, P. A., Zreloff, Z., Hakim, D. J., Bostick, J. W., Ousey, J., Lange, D., Humphrey, G., Ackermann, G., Carlin, M., Knight, R., Keshavarzian, A., & Mazmanian, S. K. (2023). Integrated Multi-Cohort Analysis of the Parkinson's Disease Gut Metagenome. *Movement Disorders: Official Journal of the Movement Disorder Society, 38*(3), 399–409. https://doi.org/10.1002/mds.29300

Borghammer, P., & Van Den Berge, N. (2019). Brain-First versus Gut-First Parkinson's Disease: A Hypothesis. *Journal of Parkinson's Disease, 9*(s2), S281–S295. https://doi.org/10.3233/JPD-191721

Borsche, M., & Berg, D. (2023). Blood-Based α-Synuclein Seeding—A New Era for Identifying Parkinsonian Syndromes. *Movement Disorders, 38*(8), 1397–1398. https://doi.org/10.1002/mds.29555

Braak, H., Del Tredici, K., Rüb, U., de Vos, R. A. I., Jansen Steur, E. N. H., & Braak, E. (2003). Staging of brain pathology related to sporadic Parkinson's disease. *Neurobiology of Aging, 24*(2), 197–211. https://doi.org/10.1016/s0197-4580(02)00065-9

Brown, G. C., Camacho, M., & Williams-Gray, C. H. (2023). The Endotoxin Hypothesis of Parkinson's Disease. *Movement Disorders: Official Journal of the Movement Disorder Society.* https://doi.org/10.1002/mds.29432

Buccellato, F. R., D'Anca, M., Serpente, M., Arighi, A., & Galimberti, D. (2022). The Role of Glymphatic System in Alzheimer's and Parkinson's Disease Pathogenesis. *Biomedicines, 10*(9), 2261. https://doi.org/10.3390/biomedicines10092261

Cardoso, F., Goetz, C. G., Mestre, T. A., Sampaio, C., Adler, C. H., Berg, D., Bloem, B. R., Burn, D. J., Fitts, M. S., Gasser, T., Klein, C., de Tijssen, M. A. J., Lang, A. E., Lim, S.-Y., Litvan, I., Meissner, W. G., Mollenhauer, B., Okubadejo, N., Okun, M. S., … Trenkwalder, C. (2023). A Statement of the MDS on Biological Definition, Staging, and Classification of Parkinson's Disease. *Movement Disorders: Official Journal of the Movement Disorder Society.* https://doi.org/10.1002/mds.29683

Caverzasio, S., Amato, N., Manconi, M., Prosperetti, C., Kaelin-Lang, A., Hutchison, W. D., & Galati, S. (2018). Brain plasticity and sleep: Implication for movement disorders. *Neuroscience and Biobehavioral Reviews, 86*, 21–35. https://doi.org/10.1016/j.neubiorev.2017.12.009

Chahine, L. M., Merchant, K., Siderowf, A., Sherer, T., Tanner, C., Marek, K., & Simuni, T. (2023). Proposal for a Biologic Staging System of Parkinson's Disease. *Journal of Parkinson's Disease, 13*(3), 297–309. https://doi.org/10.3233/JPD-225111

Chen, H., Zhang, S. M., Schwarzschild, M. A., Hernan, M. A., & Ascherio, A. (2005). Physical activity and the risk of Parkinson disease. *Neurology, 64*(4), 664–669. https://doi.org/10.1212/01.WNL.0000151960.28687.93

Chen, H.-L., Chen, P.-C., Lu, C.-H., Tsai, N.-W., Yu, C.-C., Chou, K.-H., Lai, Y.-R., Taoka, T., & Lin, W.-C. (2021). Associations among Cognitive Functions, Plasma DNA, and Diffusion Tensor Image along the Perivascular Space (DTI-ALPS) in Patients with Parkinson's Disease. *Oxidative Medicine and Cellular Longevity, 2021*, 1–10. https://doi.org/10.1155/2021/4034509

Coon, S., Stark, A., Peterson, E., Gloi, A., Kortsha, G., Pounds, J., Chettle, D., & Gorell, J. (2006). Whole-Body Lifetime Occupational Lead Exposure and Risk of Parkinson's Disease. *Environmental Health Perspectives, 114*(12), 1872–1876. https://doi.org/10.1289/ehp.9102

Day, J. O., & Mullin, S. (2021). The Genetics of Parkinson's Disease and Implications for Clinical Practice. *Genes, 12*(7), 1006. https://doi.org/10.3390/genes12071006

De Miranda, B. R., Castro, S. L., Rocha, E. M., Bodle, C. R., Johnson, K. E., & Greenamyre, J. T. (2021). The industrial solvent trichloroethylene induces LRRK2 kinase activity and dopaminergic neurodegeneration in a rat model of Parkinson's disease. *Neurobiology of Disease, 153*, 105312. https://doi.org/10.1016/j.nbd.2021.105312

de Sousa, C. V., Sales, M. M., Rosa, T. S., Lewis, J. E., de Andrade, R. V., & Simões, H. G. (2017). The Antioxidant Effect of Exercise: A Systematic Review and Meta-Analysis. *Sports Medicine, 47*(2), 277–293. https://doi.org/10.1007/s40279-016-0566-1

Van Do, B., Gouel, F., Jonneaux, A., Timmerman, K., Gelé, P., Pétrault, M., Bastide, M., Laloux, C., Moreau, C., Bordet, R., Devos, D., & Devedjian, J.-C. (2016). Ferroptosis, a newly characterized form of cell death in Parkinson's disease that is regulated by PKC. *Neurobiology of Disease, 94*, 169–178. https://doi.org/10.1016/j.nbd.2016.05.011

Doppler, K., Mammadova, S., Kuzkina, A., Reetz, K., Michels, J., Hermann, W., Sommerauer, M., Volkmann, J., Oertel, W. H., Janzen, A., & Sommer, C. (2022). Association between probable REM sleep behavior disorder and increased dermal alpha-synuclein deposition in Parkinson's disease. *Parkinsonism & Related Disorders, 99*, 58–61. https://doi.org/10.1016/j.parkreldis.2022.05.010

Dorsey, E. R., Sherer, T., Okun, M. S., & Bloem, B. R. (2018). The Emerging Evidence of the Parkinson Pandemic. *Journal of Parkinson's Disease, 8*(s1), S3–S8. https://doi.org/10.3233/JPD-181474

Eide, P. K., Vinje, V., Pripp, A. H., Mardal, K.-A., & Ringstad, G. (2021). Sleep deprivation impairs molecular clearance from the human brain. *Brain, 144*(3), 863–874. https://doi.org/10.1093/brain/awaa443

Fatuzzo, I., Niccolini, G. F., Zoccali, F., Cavalcanti, L., Bellizzi, M. G., Riccardi, G., de Vincentiis, M., Fiore, M., Petrella, C., Minni, A., & Barbato, C. (2023). Neurons, Nose, and Neurodegenerative Diseases: Olfactory Function and Cognitive Impairment. *International Journal of Molecular Sciences, 24*(3), 2117. https://doi.org/10.3390/ijms24032117

Fernández-Arcos, A., Iranzo, A., Serradell, M., Gaig, C., & Santamaria, J. (2016). The Clinical Phenotype of Idiopathic Rapid Eye Movement Sleep Behavior Disorder at Presentation: A Study in 203 Consecutive Patients. *Sleep, 39*(1), 121–132. https://doi.org/10.5665/sleep.5332

Gardener, H., & Caunca, M. R. (2018). Mediterranean Diet in Preventing Neurodegenerative Diseases. *Current Nutrition Reports, 7*(1), 10–20. https://doi.org/10.1007/s13668-018-0222-5

Giardino, D. L., Fasano, P., & Garay, A. (2021). The „respiratory REM sleep without atonia benefit" on coexisting REM sleep behavior disorder—Obstructive sleep apnea. *Sleep Science (Sao Paulo, Brazil), 14*(2), 181–185. https://doi.org/10.5935/1984-0063.20200054

Goetz, C. G., Tilley, B. C., Shaftman, S. R., Stebbins, G. T., Fahn, S., Martinez-Martin, P., Poewe, W., Sampaio, C., Stern, M. B., Dodel, R., Dubois, B., Holloway, R., Jankovic, J., Kulisevsky, J., Lang, A. E., Lees, A., Leurgans, S., LeWitt, P. A., Nyenhuis, D., & LaPelle, N. (2008). Movement Disorder Society-sponsored revision of the Unified Parkinson's Disease Rating Scale (MDS-UPDRS): Scale presentation and clinimetric testing results. *Movement Disorders, 23*(15), 2129–2170. https://doi.org/10.1002/mds.22340

Gossard, T. R., Teigen, L. N., Yoo, S., Timm, P. C., Jagielski, J., Bibi, N., Feemster, J. C., Steele, T., Carvalho, D. Z., Junna, M. R., Lipford, M. C., Tippmann Peikert, M., LeClair-Visonneau, L., McCarter, S. J., Boeve, B. F., Silber, M. H., Hirsch, J., Sharp, R. R., & St Louis, E. K. (2023). Patient values and preferences regarding prognostic counseling in isolated REM sleep behavior disorder. *Sleep, 46*(1), zsac244. https://doi.org/10.1093/sleep/zsac244

Grimaldi, S., Guye, M., Bianciardi, M., & Eusebio, A. (2023). Brain MRI Biomarkers in Isolated Rapid Eye Movement Sleep Behavior Disorder: Where Are We? *A Systematic Review. Brain Sciences, 13*(10), 1398. https://doi.org/10.3390/brainsci13101398

Grossauer, A., Hemicker, G., Krismer, F., Peball, M., Djamshidian, A., Poewe, W., Seppi, K., & Heim, B. (2023). α-Synuclein Seed Amplification Assays in the Diagnosis of Synucleinopathies Using Cerebrospinal Fluid-A Systematic Review and Meta-Analysis. *Movement Disorders Clinical Practice, 10*(5), 737–747. https://doi.org/10.1002/mdc3.13710

Groveman, B. R., Orrù, C. D., Hughson, A. G., Raymond, L. D., Zanusso, G., Ghetti, B., Campbell, K. J., Safar, J., Galasko, D., & Caughey, B. (2018). Rapid and ultra-sensitive quantitation of disease-associated α-synuclein seeds in brain and cerebrospinal fluid by αSyn RT-QuIC. *Acta Neuropathologica Communications, 6*(1), 7. https://doi.org/10.1186/s40478-018-0508-2

Gustafsson, H., Nordström, A., & Nordström, P. (2015). Depression and subsequent risk of Parkinson disease: A nationwide cohort study. *Neurology, 84*(24), 2422–2429. https://doi.org/10.1212/WNL.0000000000001684

Hadley, A. J., Riley, D. E., & Heldman, D. A. (2021). Real-World Evidence for a Smartwatch-Based Parkinson's Motor Assessment App for Patients Undergoing Therapy Changes. *Digital Biomarkers, 5*(3), 206–215. https://doi.org/10.1159/000518571

Hawkes, C. H., Del Tredici, K., & Braak, H. (2007). Parkinson's disease: A dual-hit hypothesis. *Neuropathology and Applied Neurobiology, 33*(6), 599–614. https://doi.org/10.1111/j.1365-2990.2007.00874.x

Hawkes, C. H., Del Tredici, K., & Braak, H. (2009). Parkinson's Disease. *Annals of the New York Academy of Sciences, 1170*(1), 615–622. https://doi.org/10.1111/j.1749-6632.2009.04365.x

Heintz-Buschart, A., Pandey, U., Wicke, T., Sixel-Döring, F., Janzen, A., Sittig-Wiegand, E., Trenkwalder, C., Oertel, W. H., Mollenhauer, B., & Wilmes, P. (2018). The nasal and gut microbiome in Parkinson's disease and idiopathic rapid eye movement sleep behavior disorder. *Movement Disorders: Official Journal of the Movement Disorder Society, 33*(1), 88–98. https://doi.org/10.1002/mds.27105

Heinzel, S., Berg, D., Gasser, T., Chen, H., Yao, C., Postuma, R. B., Task Force, M. D. S., & on the Definition of Parkinson's Disease. (2019). Update of the MDS research criteria for prodromal Parkinson's disease. *Movement Disorders: Official Journal of the Movement Disorder Society, 34*(10), 1464–1470. https://doi.org/10.1002/mds.27802

Hill-Burns, E. M., Debelius, J. W., Morton, J. T., Wissemann, W. T., Lewis, M. R., Wallen, Z. D., Peddada, S. D., Factor, S. A., Molho, E., Zabetian, C. P., Knight, R., & Payami, H. (2017). Parkinson's disease and Parkinson's disease medications have distinct signatures of the gut microbiome. *Movement Disorders, 32*(5), 739–749. https://doi.org/10.1002/mds.26942

Högl, B., Arnulf, I., Bergmann, M., Cesari, M., Gan-Or, Z., Heidbreder, A., Iranzo, A., Krohn, L., Luppi, P.-H., Mollenhauer, B., Provini, F., Santamaria, J., Trenkwalder, C., Videnovic, A., & Stefani, A. (2022). Rapid eye movement sleep behaviour disorder: Past, present, and future. *Journal of Sleep Research, 31*(4), e13612. https://doi.org/10.1111/jsr.13612

Högl, B., & Stefani, A. (2017). REM sleep behavior disorder (RBD). *Somnologie, 21*(Suppl 1), 1–8. https://doi.org/10.1007/s11818-016-0048-6

Höglinger, G. U., Adler, C. H., Berg, D., Klein, C., Outeiro, T. F., Poewe, W., Postuma, R., Stoessl, A. J., & Lang, A. E. (2024). A biological classification of Parkinson's disease: The SynNeurGe research diagnostic criteria. *The Lancet. Neurology, 23*(2), 191–204. https://doi.org/10.1016/S1474-4422(23)00404-0

Holmqvist, S., Chutna, O., Bousset, L., Aldrin-Kirk, P., Li, W., Björklund, T., Wang, Z.-Y., Roybon, L., Melki, R., & Li, J.-Y. (2014). Direct evidence of Parkinson pathology spread from the gastrointestinal tract to the brain in rats. *Acta Neuropathologica, 128*(6), 805–820. https://doi.org/10.1007/s00401-014-1343-6

Hopfner, F., & Höglinger, G. (2020, Juli 6). *Morbus Parkinson: Wege zur Frühdiagnose*. Deutsches Ärzteblatt. https://www.aerzteblatt.de/archiv/214588/Morbus-Parkinson-Wege-zur-Fruehdiagnose

Horsager, J., Andersen, K. B., Knudsen, K., Skjærbæk, C., Fedorova, T. D., Okkels, N., Schaeffer, E., Bonkat, S. K., Geday, J., Otto, M., Sommerauer, M., Danielsen, E. H., Bech, E., Kraft, J., Munk, O. L., Hansen, S. D., Pavese, N., Göder, R., Brooks, D. J., & Borghammer, P. (2020). Brain-first versus body-first Parkinson's disease: A multimodal imaging case-control study. *Brain, 143*(10), 3077–3088. https://doi.org/10.1093/brain/awaa238

Howell, M., Avidan, A. Y., Foldvary-Schaefer, N., Malkani, R. G., During, E. H., Roland, J. P., McCarter, S. J., Zak, R. S., Carandang, G., Kazmi, U., & Ramar, K. (2023a). Management of REM sleep behavior disorder: An American Academy of Sleep Medicine clinical practice guideline. *Journal of Clinical Sleep Medicine: JCSM: Official Publication of the American Academy of Sleep Medicine, 19*(4), 759–768. https://doi.org/10.5664/jcsm.10424

Howell, M., Avidan, A. Y., Foldvary-Schaefer, N., Malkani, R. G., During, E. H., Roland, J. P., McCarter, S. J., Zak, R. S., Carandang, G., Kazmi, U., & Ramar, K. (2023b). Management of REM sleep behavior disorder: An American Academy of Sleep Medicine systematic review, meta-analysis, and GRADE assessment. *Journal of Clinical Sleep Medicine: JCSM: Official Publication of the American Academy of Sleep Medicine, 19*(4), 769–810. https://doi.org/10.5664/jcsm.10426

Howell, M., & Schenck, C. H. (2024, Januar 7). *Rapid eye movement sleep behavior disorder*. https://www.uptodate.com/contents/rapid-eye-movement-sleep-behavior-disorder/print#:~:Text=Patients%20with%20confirmed%20or%20possible,exposure%20%5B16%2D18%5D. Zugegriffen: 07.01.2024.

Hu, C.-Y., Fang, Y., Li, F.-L., Dong, B., Hua, X.-G., Jiang, W., Zhang, H., Lyu, Y., & Zhang, X.-J. (2019). Association between ambient air pollution and Parkinson's disease: Systematic review and meta-analysis. *Environmental Research, 168*, 448–459. https://doi.org/10.1016/j.envres.2018.10.008

Huang, B., Chau, S. W. H., Liu, Y., Chan, J. W. Y., Wang, J., Ma, S. L., Zhang, J., Chan, P. K. S., Yeoh, Y. K., Chen, Z., Zhou, L., Wong, S. H., Mok, V. C. T., To, K. F., Lai, H. M., Ng, S., Trenkwalder, C., Chan, F. K. L., & Wing, Y. K. (2023). Gut microbiome dysbiosis across early Parkinson's disease, REM sleep behavior disorder and their first-degree relatives I Nature Communications. *Nature Communications, 14*(1), 2501. https://doi.org/10.1038/s41467-023-38248-4

Iliff, J. J., Wang, M., Liao, Y., Plogg, B. A., Peng, W., Gundersen, G. A., Benveniste, H., Vates, G. E., Deane, R., Goldman, S. A., Nagelhus, E. A., & Nedergaard, M. (2012). A paravascular pathway facilitates CSF flow through the brain parenchyma and the clearance of interstitial solutes, including amyloid β. *Science Translational Medicine, 4*(147), 147ra111. https://doi.org/10.1126/scitranslmed.3003748

Iranzo, A., Fairfoul, G., Ayudhaya, A. C. N., Serradell, M., Gelpi, E., Vilaseca, I., Sanchez-Valle, R., Gaig, C., Santamaria, J., Tolosa, E., Riha, R. L., & Green, A. J. E. (2021). Detection of α-synuclein in CSF by RT-QuIC in patients with isolated rapid-eye-movement sleep behaviour disorder: A longitudinal observational study. *The Lancet Neurology, 20*(3), 203–212. https://doi.org/10.1016/S1474-4422(20)30449-X

Jafari, R. S., & Behrouz, V. (2023). Nordic diet and its benefits in neurological function: A systematic review of observational and intervention studies. *Frontiers in Nutrition, 10*, 1215358. https://doi.org/10.3389/fnut.2023.1215358

Jeancolas, L., Mangone, G., Petrovska-Delacrétaz, D., Benali, H., Benkelfat, B.-E., Arnulf, I., Corvol, J.-C., Vidailhet, M., & Lehéricy, S. (2022). Voice characteristics from isolated rapid eye movement sleep behavior disorder to early Parkinson's disease. *Parkinsonism & Related Disorders, 95*, 86–91. https://doi.org/10.1016/j.parkreldis.2022.01.003

Jensen, M. P., Jacobs, B. M., Dobson, R., Bandres-Ciga, S., Blauwendraat, C., Schrag, A., Noyce, A. J., & International Parkinson's Disease Genomics Consortium (IPDGC). (2021). Lower Lymphocyte Count is Associated With Increased Risk of Parkinson's Disease. *Annals of Neurology, 89*(4), 803–812. https://doi.org/10.1002/ana.26034

Kayis, G., Yilmaz, R., Arda, B., & Akbostancı, M. C. (2023). Risk disclosure in prodromal Parkinson's disease—A survey of neurologists. *Parkinsonism & Related Disorders, 106*, 105240. https://doi.org/10.1016/j.parkreldis.2022.105240

Kim, R., Kim, H.-J., Shin, J. H., Lee, C. Y., Jeon, S. H., & Jeon, B. (2022). Serum Inflammatory Markers and Progression of Nonmotor Symptoms in Early Parkinson's Disease. *Movement Disorders, 37*(7), 1535–1541. https://doi.org/10.1002/mds.29056

Kim, R., Lee, J.-Y., Kim, H.-J., Kim, Y. K., Nam, H., & Jeon, B. (2020). Serum TNF-α and neurodegeneration in isolated REM sleep behavior disorder. *Parkinsonism & Related Disorders, 81*, 1–7. https://doi.org/10.1016/j.parkreldis.2020.09.041

Klann, E. M., Dissanayake, U., Gurrala, A., Farrer, M., Shukla, A. W., Ramirez-Zamora, A., Mai, V., & Vedam-Mai, V. (2021). The Gut-Brain Axis and Its Relation to Parkinson's Disease: A Review. *Frontiers in Aging Neuroscience, 13*, 782082. https://doi.org/10.3389/fnagi.2021.782082

Kluge, A., Bunk, J., Schaeffer, E., Drobny, A., Xiang, W., Knacke, H., Bub, S., Lückstädt, W., Arnold, P., Lucius, R., Berg, D., & Zunke, F. (2022). Detection of neuron-derived pathological α-synuclein in blood. *Brain: A Journal of Neurology, 145*(9), 3058–3071. https://doi.org/10.1093/brain/awac115

Knight, E., Geetha, T., Burnett, D., & Babu, J. R. (2022). The Role of Diet and Dietary Patterns in Parkinson's Disease. *Nutrients, 14*(21), 4472. https://doi.org/10.3390/nu14214472

Knudsen, K., Fedorova, T. D., Hansen, A. K., Sommerauer, M., Otto, M., Svendsen, K. B., Nahimi, A., Stokholm, M. G., Pavese, N., Beier, C. P., Brooks, D. J., & Borghammer, P. (2018). In-vivo staging of pathology in REM sleep behaviour disorder: A multimodality imaging case-control study. *The Lancet Neurology, 17*(7), 618–628. https://doi.org/10.1016/S1474-4422(18)30162-5

Krohn, L., Heilbron, K., Blauwendraat, C., Reynolds, R. H., Yu, E., Senkevich, K., Rudakou, U., Estiar, M. A., Gustavsson, E. K., Brolin, K., Ruskey, J. A., Freeman, K., Asayesh, F., Chia, R., Arnulf, I., Hu, M. T. M., Montplaisir, J. Y., Gagnon, J.-F., Desautels, A., … Gan-Or, Z. (2022). Genome-wide association study of REM sleep behavior disorder identifies polygenic risk and brain expression effects. *Nature Communications, 13*(1), Article 1. https://doi.org/10.1038/s41467-022-34732-5

Kuzkina, A., Panzer, C., Seger, A., Schmitt, D., Rößle, J., Schreglmann, S. R., Knacke, H., Salabasidou, E., Kohl, A., Sittig, E., Barbe, M., Berg, D., Volkmann, J., Sommer, C., Oertel, W. H., Schaeffer, E., Sommerauer, M., Janzen, A., & Doppler, K. (2023). Dermal Real-Time Quaking-Induced Conversion Is a Sensitive Marker to Confirm Isolated Rapid Eye Movement Sleep Behavior Disorder as an Early α-Synucleinopathy. *Movement Disorders: Official Journal of the Movement Disorder Society*. https://doi.org/10.1002/mds.29340

Lashuel, H. A., Overk, C. R., Oueslati, A., & Masliah, E. (2013). The many faces of α-synuclein: From structure and toxicity to therapeutic target. *Nature reviews. Neuroscience, 14*(1), 38–48. https://doi.org/10.1038/nrn3406

Leclair-Visonneau, L., Clairembault, T., Coron, E., Le Dily, S., Vavasseur, F., Dalichampt, M., Péréon, Y., Neunlist, M., & Derkinderen, P. (2017). REM sleep behavior disorder is related to enteric neuropathology in Parkinson disease. *Neurology, 89*(15), 1612–1618. https://doi.org/10.1212/WNL.0000000000004496

Lee, D. A., Lee, H.-J., & Park, K. M. (2022). Glymphatic dysfunction in isolated REM sleep behavior disorder. *Acta Neurologica Scandinavica, 145*(4), 464–470. https://doi.org/10.1111/ane.13573

Li, H.-Y., Liu, D.-S., Zhang, Y.-B., Rong, H., & Zhang, X.-J. (2023). The interaction between alpha-synuclein and mitochondrial dysfunction in Parkinson's disease. *Biophysical Chemistry, 303*, 107122. https://doi.org/10.1016/j.bpc.2023.107122

Li, X., Sundquist, J., & Sundquist, K. (2012). Subsequent risks of Parkinson disease in patients with autoimmune and related disorders: A nationwide epidemiological study from Sweden. *Neuro-Degenerative Diseases, 10*(1–4), 277–284. https://doi.org/10.1159/000333222

Liang, Y., Zhong, G., Ren, M., Sun, T., Li, Y., Ye, M., Ma, C., Guo, Y., & Liu, C. (2023). The Role of Ubiquitin-Proteasome System and Mitophagy in the Pathogenesis of Parkinson's Disease. *NeuroMolecular Medicine.* https://doi.org/10.1007/s12017-023-08755-0

Lim, W. S., Chiu, S.-I., Wu, M.-C., Tsai, S.-F., Wang, P.-H., Lin, K.-P., Chen, Y.-M., Peng, P.-L., Chen, Y.-Y., Jang, J.-S.R., & Lin, C.-H. (2022). An integrated biometric voice and facial features for early detection of Parkinson's disease. *NPJ Parkinson's Disease, 8*(1), 145. https://doi.org/10.1038/s41531-022-00414-8

Lysen, T. S., Darweesh, S. K. L., Ikram, M. K., Luik, A. I., & Ikram, M. A. (2019). Sleep and risk of parkinsonism and Parkinson's disease: A population-based study. *Brain, 142*(7), 2013–2022. https://doi.org/10.1093/brain/awz113

Mahlknecht, P., Gasperi, A., Djamshidian, A., Kiechl, S., Stockner, H., Willeit, P., Willeit, J., Rungger, G., Poewe, W., & Seppi, K. (2018). Performance of the Movement Disorders Society criteria for prodromal Parkinson's disease: A population-based 10-year study. *Movement Disorders, 33*(3), 405–413. https://doi.org/10.1002/mds.27281

Mahlknecht, P., Gasperi, A., Willeit, P., Kiechl, S., Stockner, H., Willeit, J., Rungger, G., Sawires, M., Nocker, M., Rastner, V., Mair, K. J., Hotter, A., Poewe, W., & Seppi, K. (2016). Prodromal Parkinson's disease as defined per MDS research criteria in the general elderly community. *Movement Disorders, 31*(9), 1405–1408. https://doi.org/10.1002/mds.26674

Mahlknecht, P., Seppi, K., & Poewe, W. (2015). The Concept of Prodromal Parkinson's Disease. *Journal of Parkinson's Disease, 5*(4), 681–697. https://doi.org/10.3233/JPD-150685

Maraki, M. I., Yannakoulia, M., Stamelou, M., Stefanis, L., Xiromerisiou, G., Kosmidis, M. H., Dardiotis, E., Hadjigeorgiou, G. M., Sakka, P., Anastasiou, C. A., Simopoulou, E., & Scarmeas, N. (2019). Mediterranean diet adherence is related to reduced probability of prodromal Parkinson's disease. *Movement Disorders, 34*(1), 48–57. https://doi.org/10.1002/mds.27489

Martino, R., Candundo, H., van Lieshout, P., Shin, S., Crispo, J. A. G., & Barakat-Haddad, C. (2017). Onset and progression factors in Parkinson's disease: A systematic review. *Neurotoxicology, 61*, 132–141. https://doi.org/10.1016/j.neuro.2016.04.003

McKeith, I. G., Ferman, T. J., Thomas, A. J., Blanc, F., Boeve, B. F., Fujishiro, H., Kantarci, K., Muscio, C., O'Brien, J. T., Postuma, R. B., Aarsland, D., Ballard, C., Bonanni, L., Donaghy, P., Emre, M., Galvin, J. E., Galasko, D., Goldman, J. G., Gomperts, S. N., ... prodromal DLB Diagnostic Study Group. (2020). Research criteria for the diagnosis of prodromal dementia with Lewy bodies. *Neurology, 94*(17), 743–755. https://doi.org/10.1212/WNL.0000000000009323

Mee-inta, O., Zhao, Z.-W., & Kuo, Y.-M. (2019). Physical Exercise Inhibits Inflammation and Microglial Activation. *Cells, 8*(7), 691. https://doi.org/10.3390/cells8070691

Meles, S. K., Renken, R. J., Janzen, A., Vadasz, D., Pagani, M., Arnaldi, D., Morbelli, S., Nobili, F., Mayer, G., Leenders, K. L., Oertel, W. H., & Group, the R. S. (2018). The Metabolic Pattern of Idiopathic REM Sleep Behavior Disorder Reflects Early-Stage

Parkinson Disease. *Journal of Nuclear Medicine, 59*(9), 1437–1444. https://doi.org/10.2967/jnumed.117.202242

Menozzi, E., Toffoli, M., & Schapira, A. H. V. (2023). Targeting the GBA1 pathway to slow Parkinson disease: Insights into clinical aspects, pathogenic mechanisms and new therapeutic avenues. *Pharmacology & Therapeutics, 246*, 108419. https://doi.org/10.1016/j.pharmthera.2023.108419

Mertsalmi, T. H., Pekkonen, E., & Scheperjans, F. (2020). Antibiotic exposure and risk of Parkinson's disease in Finland: A nationwide case-control study. *Movement Disorders: Official Journal of the Movement Disorder Society, 35*(3), 431–442. https://doi.org/10.1002/mds.27924

Mirelman, A., Saunders-Pullman, R., Alcalay, R. N., Shustak, S., Thaler, A., Gurevich, T., Raymond, D., Mejia-Santana, H., Orbe Reilly, M., Ozelius, L., Clark, L., Gana-Weisz, M., Bar-Shira, A., Orr-Utreger, A., Bressman, S. B., Marder, K., Giladi, N., & AJ LRRK2 Consortium. (2018). Application of the Movement Disorder Society prodromal criteria in healthy G2019S-LRRK2 carriers. *Movement Disorders: Official Journal of the Movement Disorder Society, 33*(6), 966–973. https://doi.org/10.1002/mds.27342

Moradi Vastegani, S., Nasrolahi, A., Ghaderi, S., Belali, R., Rashno, M., Farzaneh, M., & Khoshnam, S. E. (2023). Mitochondrial Dysfunction and Parkinson's Disease: Pathogenesis and Therapeutic Strategies. *Neurochemical Research, 48*(8), 2285–2308. https://doi.org/10.1007/s11064-023-03904-0

Nalls, M. A., Blauwendraat, C., Vallerga, C. L., Heilbron, K., Bandres-Ciga, S., Chang, D., Tan, M., Kia, D. A., Noyce, A. J., Xue, A., Bras, J., Young, E., von Coelln, R., Simón-Sánchez, J., Schulte, C., Sharma, M., Krohn, L., Pihlstrøm, L., Siitonen, A., … International Parkinson's Disease Genomics Consortium. (2019). Identification of novel risk loci, causal insights, and heritable risk for Parkinson's disease: A meta-analysis of genome-wide association studies. *The Lancet. Neurology, 18*(12), 1091–1102. https://doi.org/10.1016/S1474-4422(19)30320-5

Nandipati, S., & Litvan, I. (2016). Environmental Exposures and Parkinson's Disease. *International Journal of Environmental Research and Public Health, 13*(9), 881. https://doi.org/10.3390/ijerph13090881

Neupane, S., De Cecco, E., & Aguzzi, A. (2023). The Hidden Cell-to-Cell Trail of α-Synuclein Aggregates. *Journal of Molecular Biology, 435*(12), 167930. https://doi.org/10.1016/j.jmb.2022.167930

Nishiwaki, H., Hamaguchi, T., Ito, M., Ishida, T., Maeda, T., Kashihara, K., Tsuboi, Y., Ueyama, J., Shimamura, T., Mori, H., Kurokawa, K., Katsuno, M., Hirayama, M., & Ohno, K. (2020). Short-Chain Fatty Acid-Producing Gut Microbiota Is Decreased in Parkinson's Disease but Not in Rapid-Eye-Movement Sleep Behavior Disorder. *mSystems, 5*(6), e00797–20. https://doi.org/10.1128/mSystems.00797-20

Nuic, D., van de Weijer, S., Cherif, S., Skrzatek, A., Zeeboer, E., Olivier, C., Corvol, J.-C., Foulon, P., Pastor, J. Z., Mercier, G., Lau, B., Bloem, B. R., De Vries, N. M., & Welter, M.-L. (2024). Home-based exergaming to treat gait and balance disorders in patients with Parkinson's disease: A phase II randomized controlled trial. *European Journal of Neurology, 31*(1), e16055. https://doi.org/10.1111/ene.16055

Okuzumi, A., Hatano, T., Matsumoto, G., Nojiri, S., Ueno, S.-I., Imamichi-Tatano, Y., Kimura, H., Kakuta, S., Kondo, A., Fukuhara, T., Li, Y., Funayama, M., Saiki, S.,

Taniguchi, D., Tsunemi, T., McIntyre, D., Gérardy, J.-J., Mittelbronn, M., Kruger, R., & Hattori, N. (2023). Propagative α-synuclein seeds as serum biomarkers for synucleinopathies. *Nature Medicine, 29*(6), 1448–1455. https://doi.org/10.1038/s41591-023-02358-9

Ongari, G., Ghezzi, C., Di Martino, D., Pisani, A., Terzaghi, M., Avenali, M., Valente, E. M., Cerri, S., & Blandini, F. (2023). Impaired Mitochondrial Respiration in REM-Sleep Behavior Disorder: A Biomarker of Parkinson's Disease? *Movement Disorders: Official Journal of the Movement Disorder Society.* https://doi.org/10.1002/mds.29643

Pan, T., Kondo, S., Le, W., & Jankovic, J. (2008). The role of autophagy-lysosome pathway in neurodegeneration associated with Parkinson's disease. *Brain, 131*(8), 1969–1978. https://doi.org/10.1093/brain/awm318

Peelaerts, W., Bousset, L., Baekelandt, V., & Melki, R. (2018). α-Synuclein strains and seeding in Parkinson's disease, incidental Lewy body disease, dementia with Lewy bodies and multiple system atrophy: Similarities and differences. *Cell and Tissue Research, 373*(1), 195–212. https://doi.org/10.1007/s00441-018-2839-5

Pérez-Carbonell, L., Simonet, C., Chohan, H., Gill, A., Leschziner, G., Schrag, A., & Noyce, A. J. (2023). The Views of Patients with Isolated Rapid Eye Movement Sleep Behavior Disorder on Risk Disclosure. *Movement Disorders: Official Journal of the Movement Disorder Society, 38*(6), 1089–1093. https://doi.org/10.1002/mds.29403

Pérez-Lloret, S., & Cardinali, D. P. (2021). Melatonin as a Chronobiotic and Cytoprotective Agent in Parkinson's Disease. *Frontiers in Pharmacology, 12*, 650597. https://doi.org/10.3389/fphar.2021.650597

Poggiolini, I., Gupta, V., Lawton, M., Lee, S., El-Turabi, A., Querejeta-Coma, A., Trenkwalder, C., Sixel-Döring, F., Foubert-Samier, A., Pavy-Le Traon, A., Plazzi, G., Biscarini, F., Montplaisir, J., Gagnon, J.-F., Postuma, R. B., Antelmi, E., Meissner, W. G., Mollenhauer, B., Ben-Shlomo, Y., … Parkkinen, L. (2022). Diagnostic value of cerebrospinal fluid alpha-synuclein seed quantification in synucleinopathies. *Brain: A Journal of Neurology, 145*(2), 584–595. https://doi.org/10.1093/brain/awab431

Postuma, R. B., Berg, D., Stern, M., Poewe, W., Olanow, C. W., Oertel, W., Obeso, J., Marek, R., Litvan, I., Lang, A. E., Halliday, G., Goetz, C. G., Gasser, T., Dubois, B., Chan, P., Bloem, B. R., Adler, C. H., & Deuschl, G. (2015). MDS clinical diagnostic criteria for Parkinson's disease. *Movement Disorders, 30*(12), 1591–1601. https://doi.org/10.1002/mds.26424

Postuma, R. B., Iranzo, A., Hu, M., Högl, B., Boeve, B. F., Manni, R., Oertel, W. H., Arnulf, I., Ferini-Strambi, L., Puligheddu, M., Antelmi, E., Cochen De Cock, V., Arnaldi, D., Mollenhauer, B., Videnovic, A., Sonka, K., Jung, K.-Y., Kunz, D., Dauvilliers, Y., … Pelletier, A. (2019). Risk and predictors of dementia and parkinsonism in idiopathic REM sleep behaviour disorder: A multicentre study. *Brain: A Journal of Neurology, 142*(3), 744–759. https://doi.org/10.1093/brain/awz030

Riederer, P., Nagatsu, T., Youdim, M. B. H., Wulf, M., Dijkstra, J. M., & Sian-Huelsmann, J. (2023). Lewy bodies, iron, inflammation and neuromelanin: Pathological aspects underlying Parkinson's disease. *Journal of Neural Transmission (Vienna, Austria: 1996), 130*(5), 627–646. https://doi.org/10.1007/s00702-023-02630-9

Rolinski, M., Griffanti, L., Piccini, P., Roussakis, A. A., Szewczyk-Krolikowski, K., Menke, R. A., Quinnell, T., Zaiwalla, Z., Klein, J. C., Mackay, C. E., & Hu, M. T. M. (2016). Basal ganglia dysfunction in idiopathic REM sleep behaviour disorder parallels that in early Parkinson's disease. *Brain, 139*(8), 2224–2234. https://doi.org/10.1093/brain/aww124

Rott, R., Szargel, R., Haskin, J., Shani, V., Shainskaya, A., Manov, I., Liani, E., Avraham, E., & Engelender, S. (2008). Monoubiquitylation of α-Synuclein by Seven in Absentia Homolog (SIAH) Promotes Its Aggregation in Dopaminergic Cells *. *Journal of Biological Chemistry, 283*(6), 3316–3328. https://doi.org/10.1074/jbc.M704809200

Russo, M. J., Orru, C. D., Concha-Marambio, L., Giaisi, S., Groveman, B. R., Farris, C. M., Holguin, B., Hughson, A. G., LaFontant, D.-E., Caspell-Garcia, C., Coffey, C. S., Mollon, J., Hutten, S. J., Merchant, K., Heym, R. G., Soto, C., Caughey, B., & Kang, U. J. (2021). High diagnostic performance of independent alpha-synuclein seed amplification assays for detection of early Parkinson's disease. *Acta Neuropathologica Communications, 9*(1), 179. https://doi.org/10.1186/s40478-021-01282-8

Saengphatrachai, W., Praditukrit, K., Owattanapanich, W., Pitakpatapee, Y., & Srivanitchapoom, P. (2021). The association between developing Parkinson's disease and β-Adrenoceptor acting agents use: A systematic review and meta-analysis. *Journal of the Neurological Sciences, 430*, 120009. https://doi.org/10.1016/j.jns.2021.120009

Schaeffer, E., Postuma, R. B., & Berg, D. (2020a). Prodromal PD: A new nosological entity. *Progress in Brain Research, 252*, 331–356. https://doi.org/10.1016/bs.pbr.2020.01.003

Schaeffer, E., Rogge, A., Nieding, K., Helmker, V., Letsch, C., Hauptmann, B., & Berg, D. (2020b). Patients' views on the ethical challenges of early Parkinson disease detection. *Neurology, 94*(19), e2037–e2044. https://doi.org/10.1212/WNL.0000000000009400

Schaeffer, E., Toedt, I., Köhler, S., Rogge, A., & Berg, D. (2021). Risk Disclosure in Prodromal Parkinson's Disease. *Movement Disorders, 36*(12), 2833–2839. https://doi.org/10.1002/mds.28723

Schalkamp, A.-K., Peall, K. J., Harrison, N. A., & Sandor, C. (2023). Wearable movement-tracking data identify Parkinson's disease years before clinical diagnosis. *Nature Medicine, 29*(8), Article 8. https://doi.org/10.1038/s41591-023-02440-2

Schenkman, M., Moore, C. G., Kohrt, W. M., Hall, D. A., Delitto, A., Comella, C. L., Josbeno, D. A., Christiansen, C. L., Berman, B. D., Kluger, B. M., Melanson, E. L., Jain, S., Robichaud, J. A., Poon, C., & Corcos, D. M. (2018). Effect of High-Intensity Treadmill Exercise on Motor Symptoms in Patients With De Novo Parkinson Disease: A Phase 2 Randomized Clinical Trial. *JAMA Neurology, 75*(2), 219–226. https://doi.org/10.1001/jamaneurol.2017.3517

Schicktanz, S., Schweda, M., Ballenger, J. F., Fox, P. J., Halpern, J., Kramer, J. H., Micco, G., Post, S. G., Thompson, C., Knight, R. T., & Jagust, W. J. (2014). Before it is too late: Professional responsibilities in late-onset Alzheimer's research and pre-symptomatic prediction. *Frontiers in Human Neuroscience, 8*. https://www.frontiersin.org/articles/https://doi.org/10.3389/fnhum.2014.00921

Schootemeijer, S., van der Kolk, N. M., Ellis, T., Mirelman, A., Nieuwboer, A., Nieuwhof, F., Schwarzschild, M. A., de Vries, N. M., & Bloem, B. R. (2020). Barriers and Motivators to Engage in Exercise for Persons with Parkinson's Disease. *Journal of Parkinson's Disease, 10*(4), 1293–1299. https://doi.org/10.3233/JPD-202247

Schröder, J. B., Pawlowski, M., Hörste, M. Z., & G., Gross, C. C., Wiendl, H., Meuth, S. G., Ruck, T., & Warnecke, T. (2018). Immune Cell Activation in the Cerebrospinal Fluid of Patients With Parkinson's Disease. *Frontiers in Neurology, 9*, 1081. https://doi.org/10.3389/fneur.2018.01081

Seppi, K., Ray Chaudhuri, K., Coelho, M., Fox, S. H., Katzenschlager, R., Perez Lloret, S., Weintraub, D., Sampaio, C., and the collaborators of the Parkinson's Disease Update on Non-Motor Symptoms Study Group on behalf of the Movement Disorders Society Evidence-Based Medicine Committee, Chahine, L., Hametner, E., Heim, B., Lim, S., Poewe, W., & Djamshidian-Tehrani, A. (2019). Update on treatments for nonmotor symptoms of Parkinson's disease—An evidence-based medicine review. *Movement Disorders, 34*(2), 180–198. https://doi.org/10.1002/mds.27602

Shen, T., Yue, Y., He, T., Huang, C., Qu, B., Lv, W., & Lai, H.-Y. (2021). The Association Between the Gut Microbiota and Parkinson's Disease, a Meta-Analysis. *Frontiers in Aging Neuroscience, 13*, 636545. https://doi.org/10.3389/fnagi.2021.636545

Shin, J. H., Lee, J.-Y., Kim, Y.-K., Yoon, E. J., Kim, H., Nam, H., & Jeon, B. (2021). Parkinson Disease-Related Brain Metabolic Patterns and Neurodegeneration in Isolated REM Sleep Behavior Disorder. *Neurology, 97*(4), e378–e388. https://doi.org/10.1212/WNL.0000000000012228

Si, X., Guo, T., Wang, Z., Fang, Y., Gu, L., Cao, L., Yang, W., Gao, T., Song, Z., Tian, J., Yin, X., Guan, X., Zhou, C., Wu, J., Bai, X., Liu, X., Zhao, G., Zhang, M., Pu, J., & Zhang, B. (2022). Neuroimaging evidence of glymphatic system dysfunction in possible REM sleep behavior disorder and Parkinson's disease. *NPJ Parkinson's Disease, 8*(1), 54. https://doi.org/10.1038/s41531-022-00316-9

Siderowf, A., Concha-Marambio, L., Lafontant, D.-E., Farris, C. M., Ma, Y., Urenia, P. A., Nguyen, H., Alcalay, R. N., Chahine, L. M., Foroud, T., Galasko, D., Kieburtz, K., Merchant, K., Mollenhauer, B., Poston, K. L., Seibyl, J., Simuni, T., Tanner, C. M., Weintraub, D., & Parkinson's Progression Markers Initiative. (2023). Assessment of heterogeneity among participants in the Parkinson's Progression Markers Initiative cohort using α-synuclein seed amplification: A cross-sectional study. *The Lancet. Neurology, 22*(5), 407–417. https://doi.org/10.1016/S1474-4422(23)00109-6

Sprenger, F. S., Stefanova, N., Gelpi, E., Seppi, K., Navarro-Otano, J., Offner, F., Vilas, D., Valldeoriola, F., Pont-Sunyer, C., Aldecoa, I., Gaig, C., Gines, A., Cuatrecasas, M., Högl, B., Frauscher, B., Iranzo, A., Wenning, G. K., Vogel, W., Tolosa, E., & Poewe, W. (2015). Enteric nervous system α-synuclein immunoreactivity in idiopathic REM sleep behavior disorder. *Neurology, 85*(20), 1761–1768. https://doi.org/10.1212/WNL.0000000000002126

Stefani, A., Iranzo, A., Holzknecht, E., Perra, D., Bongianni, M., Gaig, C., Heim, B., Serradell, M., Sacchetto, L., Garrido, A., Capaldi, S., Sánchez-Gómez, A., Cecchini, M. P., Mariotto, S., Ferrari, S., Fiorini, M., Schmutzhard, J., Cocchiara, P., Vilaseca, I., … SINBAR (Sleep Innsbruck Barcelona) group. (2021). Alpha-synuclein seeds in olfactory mucosa of patients with isolated REM sleep behaviour disorder. *Brain: A Journal of Neurology, 144*(4), 1118–1126. https://doi.org/10.1093/brain/awab005

Stern, M. B., Lang, A., & Poewe, W. (2012). Toward a redefinition of Parkinson's disease. *Movement Disorders: Official Journal of the Movement Disorder Society, 27*(1), 54–60. https://doi.org/10.1002/mds.24051

Stokholm, M. G., Iranzo, A., Østergaard, K., Serradell, M., Otto, M., Svendsen, K. B., Garrido, A., Vilas, D., Borghammer, P., Santamaria, J., Møller, A., Gaig, C., Brooks, D. J., Tolosa, E., & Pavese, N. (2017). Assessment of neuroinflammation in patients with idiopathic rapid-eye-movement sleep behaviour disorder: A case-control study. *The Lancet Neurology, 16*(10), 789–796. https://doi.org/10.1016/S1474-4422(17)30173-4

Sun, J., Lai, Z., Ma, J., Gao, L., Chen, M., Chen, J., Fang, J., Fan, Y., Bao, Y., Zhang, D., Chan, P., Yang, Q., Ye, C., Wu, T., & Ma, T. (2020). Quantitative Evaluation of Iron Content in Idiopathic Rapid Eye Movement Sleep Behavior Disorder. *Movement Disorders, 35*(3), 478–485. https://doi.org/10.1002/mds.27929

Tan, J. S. Y., Chao, Y. X., Rötzschke, O., & Tan, E.-K. (2020). New Insights into Immune-Mediated Mechanisms in Parkinson's Disease. *International Journal of Molecular Sciences, 21*(23), 9302. https://doi.org/10.3390/ijms21239302

Teigen, L. N., Sharp, R. R., Hirsch, J. R., Campbell, E., Timm, P. C., Sandness, D. J., Feemster, J. C., Gossard, T. R., Faber, S. M., Steele, T. A., Rivera, S., Junna, M. R., Lipford, M. C., Tippmann-Peikert, M., Kotagal, S., Ju, Y.-E., Howell, M., Schenck, C. H., Videnovic, A., & St Louis, E. K. (2021). Specialist approaches to prognostic counseling in isolated REM sleep behavior disorder. *Sleep Medicine, 79*, 107–112. https://doi.org/10.1016/j.sleep.2020.12.014

Terkelsen, M. H., Klaestrup, I. H., Hvingelby, V., Lauritsen, J., Pavese, N., & Romero-Ramos, M. (2022). Neuroinflammation and Immune Changes in Prodromal Parkinson's Disease and Other Synucleinopathies. *Journal of Parkinson's Disease, 12*(s1), S149–S163. https://doi.org/10.3233/JPD-223245

Thacker, E. L., Chen, H., Patel, A. V., McCullough, M. L., Calle, E. E., Thun, M. J., Schwarzschild, M. A., & Ascherio, A. (2008). Recreational physical activity and risk of Parkinson's disease. *Movement Disorders, 23*(1), 69–74. https://doi.org/10.1002/mds.21772

Thirugnanam, T., & Santhakumar, K. (2022). Chemically induced models of Parkinson's disease. *Comparative Biochemistry and Physiology. Toxicology & Pharmacology: CBP, 252*, 109213. https://doi.org/10.1016/j.cbpc.2021.109213

Toh, T. S., Chong, C. W., Lim, S.-Y., Bowman, J., Cirstea, M., Lin, C.-H., Chen, C.-C., Appel-Cresswell, S., Finlay, B. B., & Tan, A. H. (2022). Gut microbiome in Parkinson's disease: New insights from meta-analysis. *Parkinsonism & Related Disorders, 94*, 1–9. https://doi.org/10.1016/j.parkreldis.2021.11.017

Tsukita, K., Sakamaki-Tsukita, H., & Takahashi, R. (2022). Long-term Effect of Regular Physical Activity and Exercise Habits in Patients With Early Parkinson Disease. *Neurology, 98*(8), e859–e871. https://doi.org/10.1212/WNL.0000000000013218

Tsukita, K., Sakamaki-Tsukita, H., Tanaka, K., Suenaga, T., & Takahashi, R. (2019). Value of in vivo α-synuclein deposits in Parkinson's disease: A systematic review and meta-analysis. *Movement Disorders, 34*(10), 1452–1463. https://doi.org/10.1002/mds.27794

Uchihara, T., & Giasson, B. I. (2016). Propagation of alpha-synuclein pathology: Hypotheses, discoveries, and yet unresolved questions from experimental and human brain studies. *Acta Neuropathologica, 131*(1), 49–73. https://doi.org/10.1007/s00401-015-1485-1

Ulusoy, A., Phillips, R. J., Helwig, M., Klinkenberg, M., Powley, T. L., & Di Monte, D. A. (2017). Brain-to-stomach transfer of α-synuclein via vagal preganglionic projections. *Acta Neuropathologica, 133*(3), 381–393. https://doi.org/10.1007/s00401-016-1661-y

Ulusoy, A., Rusconi, R., Pérez-Revuelta, B. I., Musgrove, R. E., Helwig, M., Winzen-Reichert, B., & Di Monte, D. A. (2013). Caudo-rostral brain spreading of α-synuclein through vagal connections. *EMBO Molecular Medicine, 5*(7), 1119–1127. https://doi.org/10.1002/emmm.201302475

Unger, M. M., Spiegel, J., Dillmann, K.-U., Grundmann, D., Philippeit, H., Bürmann, J., Faßbender, K., Schwiertz, A., & Schäfer, K.-H. (2016). Short chain fatty acids and gut microbiota differ between patients with Parkinson's disease and age-matched controls. *Parkinsonism & Related Disorders, 32*, 66–72. https://doi.org/10.1016/j.parkreldis.2016.08.019

Van Den Berge, N., Ferreira, N., Gram, H., Mikkelsen, T. W., Alstrup, A. K. O., Casadei, N., Tsung-Pin, P., Riess, O., Nyengaard, J. R., Tamgüney, G., Jensen, P. H., & Borghammer, P. (2019). Evidence for bidirectional and trans-synaptic parasympathetic and sympathetic propagation of alpha-synuclein in rats. *Acta Neuropathologica, 138*(4), 535–550. https://doi.org/10.1007/s00401-019-02040-w

van der Kolk, N. M., de Vries, N. M., Kessels, R. P. C., Joosten, H., Zwinderman, A. H., Post, B., & Bloem, B. R. (2019). Effectiveness of home-based and remotely supervised aerobic exercise in Parkinson's disease: A double-blind, randomised controlled trial. *The Lancet. Neurology, 18*(11), 998–1008. https://doi.org/10.1016/S1474-4422(19)30285-6

van der Schaar, J., Visser, L. N. C., Bouwman, F. H., Ket, J. C. F., Scheltens, P., Bredenoord, A. L., & van der Flier, W. M. (2022). Considerations regarding a diagnosis of Alzheimer's disease before dementia: A systematic review. *Alzheimer's Research & Therapy, 14*, 31. https://doi.org/10.1186/s13195-022-00971-3

van der Schaar, J., Visser, L. N. C., Ket, J. C. F., Groot, C., Pijnenburg, Y. A. L., Scheltens, P., Bredenoord, A. L., van den Hoven, M. A., & van der Flier, W. M. (2023). Impact of sharing Alzheimer's disease biomarkers with individuals without dementia: A systematic review and meta-analysis of empirical data. *Alzheimer's & Dementia: The Journal of the Alzheimer's Association.* https://doi.org/10.1002/alz.13410

Vilas, D., Iranzo, A., Tolosa, E., Aldecoa, I., Berenguer, J., Vilaseca, I., Martí, C., Serradell, M., Lomeña, F., Alós, L., Gaig, C., Santamaria, J., & Gelpi, E. (2016). Assessment of α-synuclein in submandibular glands of patients with idiopathic rapid-eye-movement sleep behaviour disorder: A case-control study. *The Lancet. Neurology, 15*(7), 708–718. https://doi.org/10.1016/S1474-4422(16)00080-6

Weinreb, O., Mandel, S., Youdim, M. B. H., & Amit, T. (2013). Targeting dysregulation of brain iron homeostasis in Parkinson's disease by iron chelators. *Free Radical Biology & Medicine, 62*, 52–64. https://doi.org/10.1016/j.freeradbiomed.2013.01.017

Wenning, G. K., Stankovic, I., Vignatelli, L., Fanciulli, A., Calandra-Buonaura, G., Seppi, K., Palma, J.-A., Meissner, W. G., Krismer, F., Berg, D., Cortelli, P., Freeman, R., Halliday, G., Höglinger, G., Lang, A., Ling, H., Litvan, I., Low, P., Miki, Y., & Kaufmann, H. (2022). The Movement Disorder Society Criteria for the Diagnosis of Multiple System Atrophy. *Movement Disorders: Official Journal of the Movement Disorder Society, 37*(6), 1131–1148. https://doi.org/10.1002/mds.29005

Więckowska-Gacek, A., Mietelska-Porowska, A., Wydrych, M., & Wojda, U. (2021). Western diet as a trigger of Alzheimer's disease: From metabolic syndrome and systemic inflammation to neuroinflammation and neurodegeneration. *Ageing Research Reviews, 70*, 101397. https://doi.org/10.1016/j.arr.2021.101397

Włodarek, D. (2019). Role of Ketogenic Diets in Neurodegenerative Diseases (Alzheimer's Disease and Parkinson's Disease). *Nutrients, 11*(1), 169. https://doi.org/10.3390/nu11010169

Xu, Q., Park, Y., Huang, X., Hollenbeck, A., Blair, A., Schatzkin, A., & Chen, H. (2010). *Physical activities and future risk of Parkinson disease*. 9.

Yang, F., Trolle Lagerros, Y., Bellocco, R., Adami, H.-O., Fang, F., Pedersen, N. L., & Wirdefeldt, K. (2015). Physical activity and risk of Parkinson's disease in the Swedish National March Cohort. *Brain, 138*(2), 269–275. https://doi.org/10.1093/brain/awu323

Yilmaz, R., Hopfner, F., van Eimeren, T., & Berg, D. (2019). Biomarkers of Parkinson's disease: 20 years later. *Journal of Neural Transmission, 126*(7), 803–813. https://doi.org/10.1007/s00702-019-02001-3

Yin, W., Löf, M., Pedersen, N. L., Sandin, S., & Fang, F. (2021). Mediterranean Dietary Pattern at Middle Age and Risk of Parkinson's Disease: A Swedish Cohort Study. *Movement Disorders, 36*(1), 255–260. https://doi.org/10.1002/mds.28314

Zapała, B., Stefura, T., Milewicz, T., Wątor, J., Piwowar, M., Wójcik-Pędziwiatr, M., Doręgowska, M., Dudek, A., Jania, Z., & Rudzińska-Bar, M. (2022). The Role of the Western Diet and Oral Microbiota in Parkinson's Disease. *Nutrients, 14*(2), 355. https://doi.org/10.3390/nu14020355

Zhang, H., Wang, T., Li, Y., Mao, W., Hao, S., Huang, Z., Chan, P., & Cai, Y. (2020). Plasma immune markers in an idiopathic REM sleep behavior disorder cohort. *Parkinsonism & Related Disorders, 78*, 145–150. https://doi.org/10.1016/j.parkreldis.2020.07.017

Zimmermann, M., Gaenslen, A., Prahl, K., Srulijes, K., Hauser, A.-K., Schulte, C., Csoti, I., Berg, D., & Brockmann, K. (2019). Patient's perception: Shorter and more severe prodromal phase in GBA-associated PD. *European Journal of Neurology, 26*(4), 694–698. https://doi.org/10.1111/ene.13776

Printed in the United States
by Baker & Taylor Publisher Services